U0395632

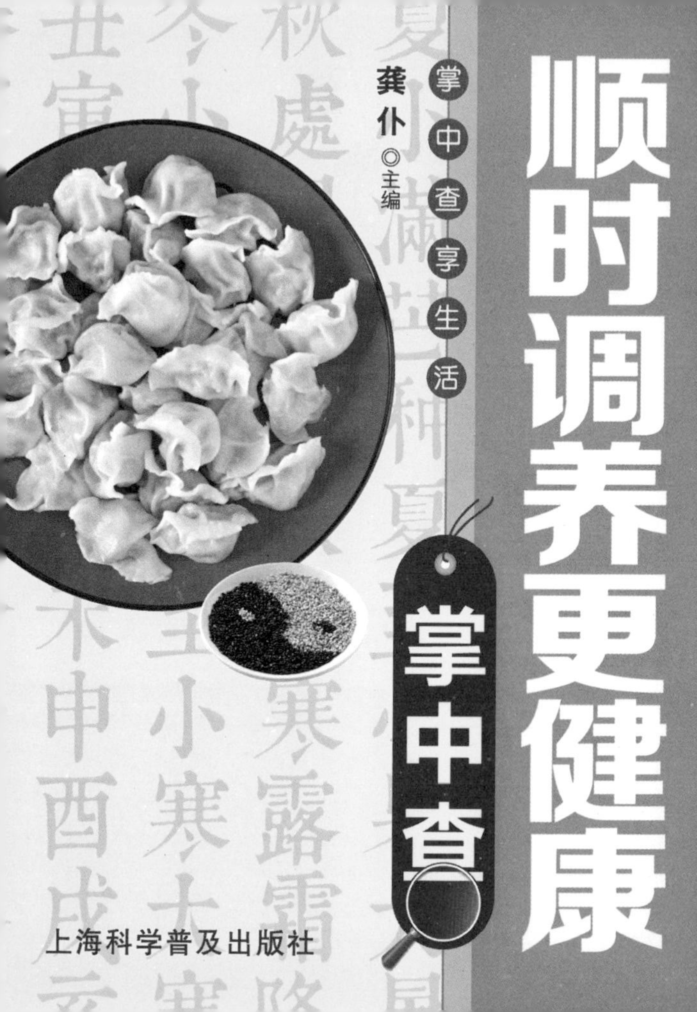
顺时调养更健康
掌中查
掌中查享生活
龚仆◎主编
上海科学普及出版社

图书在版编目（CIP）数据

顺时调养更健康掌中查 / 龚仆主编. —— 上海：上海科学普及出版社，2013.11

（掌中查享生活）

ISBN 978-7-5427-5905-4

Ⅰ.①顺… Ⅱ.①龚… Ⅲ.①养生（中医）－图解 Ⅳ.①R212-64

中国版本图书馆CIP数据核字（2013）第248562号

责任编辑 张 帆

顺时调养更健康掌中查

龚 仆 主编

上海科学普及出版社出版发行

（上海中山北路832号 邮政编码 200070）

http://www.pspsh.com

各地新华书店经销 北京缤索印刷有限公司

开本 880×1230 1/64 印张 4.375 字数 140千字

2013年11月第1版 2013年11月第1次印刷

ISBN 978-7-5427-5905-4 定价：24.80元

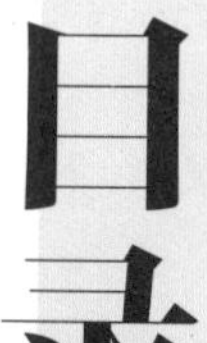

目录

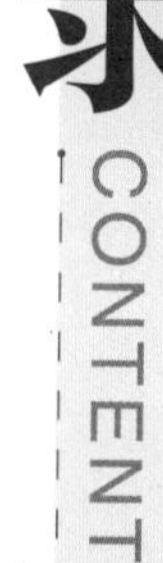

CONTENTS

01 十二时辰养生知识速查
03 廿四节气参照表
04 四季饮食养生精髓速查

上篇

07 经络气血盛衰主导的十二时辰顺时养生法
08 子时——养胆经的黄金时刻
10 疏通胆经的按摩方法
11 缓解失眠的刮痧疗法
12 子时主睡，日食养胆
14 有利胆经的睡眠功大盘点
15 夜猫族子时应如何养生
16 丑时——养肝经的黄金时刻
18 疏理肝经的按摩方法

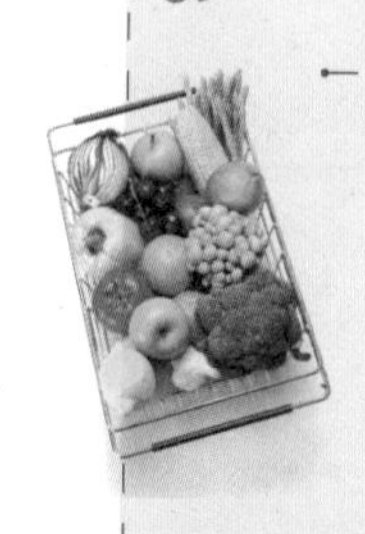

19 缓解脂肪肝的拔罐方法
20 日常保肝饮食+丑时深睡，助于通肝气
22 早睡可以帮助肝脏造血
22 选对枕头助睡眠
24 **寅时——养肺经的黄金时刻**
26 通利肺气的鼻部按摩法
27 缓解支气管炎的刮痧疗法
28 不同人群的寅时调养原则
30 护肺先护鼻
31 饮食养生助您远离二手烟的危害

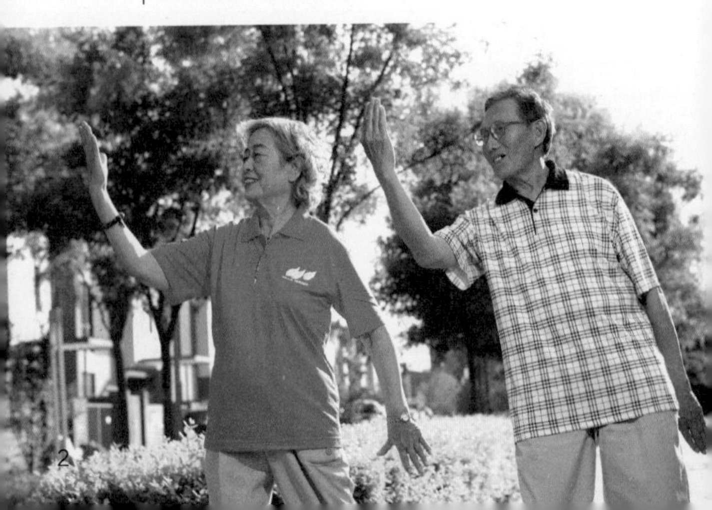

32 **卯时——养大肠经的黄金时刻**
34 改善便秘的拔罐、刮痧疗法
35 疏通大肠经的经络疗法
36 卯时宜调养大肠
38 保持大便通畅的方法
38 如何养成早起排便习惯
39 卯时饮酒伤身
40 **辰时——养胃经的黄金时刻**
42 刺激面部胃经的“洗脸法”
43 缓解胃炎的拔罐、刮痧疗法
44 吃“合胃”食物
46 一日三餐很重要
47 一日三餐巧安排
48 **巳时——养脾经的黄金时刻**
50 疏通脾经的腿部捶打法
51 保健脾经的按摩法
52 饮食养生护脾胃
55 脾胃虚弱者宜节房事
55 脾胃与肾息息相关

56 **午时——养心经的黄金时刻**
58 调养心经的按摩方法
59 改善心悸的刮痧疗法
60 养心宜多吃苦味食物
62 营造好环境助养心
63 午时睡觉防衰老
63 午睡有禁忌
64 **未时——养小肠经的黄金时刻**
66 养护小肠，营养是关键
69 未时需防晒
69 未时宜多补充水分
70 **申时——养膀胱经的黄金时刻**
72 疏通膀胱经的经络敲打法
73 缓解血尿的刮痧疗法
74 申时宜吃利水食物
76 喝水养生时刻表
77 不能喝的水有哪些
78 **酉时——养肾经的黄金时刻**
80 保健肾经的经络捶打法

81 缓解腰痛的刮痧疗法
82 酉时宜吃补肾利肾食物
84 养肾起居要点总结
86 **戌时——养心包经的黄金时刻**
88 疏通心包经的按摩方法
89 缓解心烦胸闷的经穴疗法
90 戌时静养心，进食要适宜
92 **亥时——养三焦经的黄金时刻**
94 疏通三焦经的经络拍打法

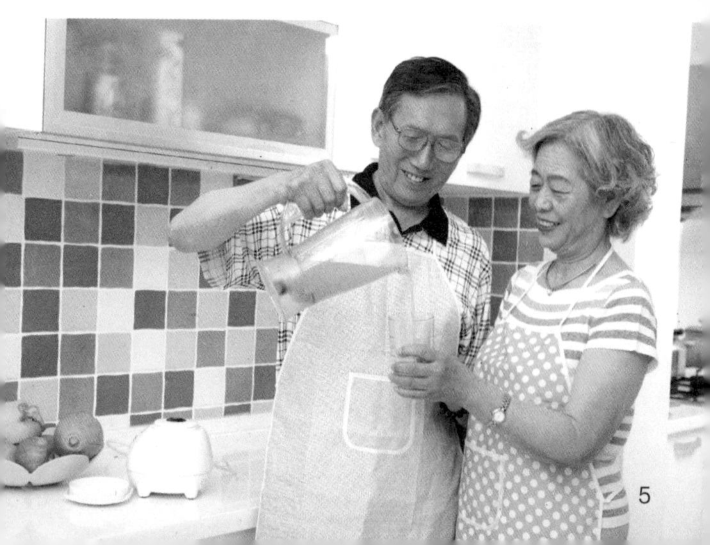

95 缓解水肿的刮痧疗法
96 亥时宜食助眠食物

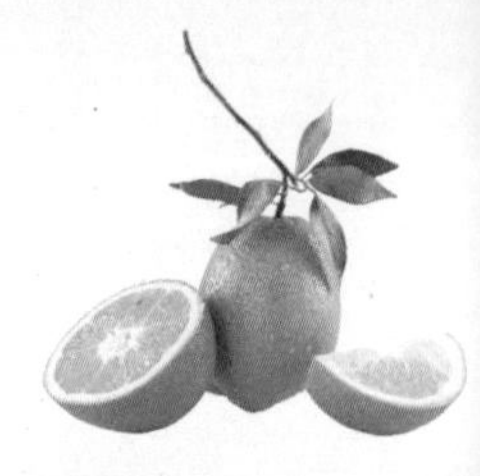

下篇

99 **顺应气候变化的四季养生及廿四节气养生**
100 **专题1：春季养生重在养肝**
102 **立春——助阳护肝**
102 立春饮食有道防百病
107 立春常见病老偏方速查
108 立春宜保暖养阳
108 立春宜散步
109 **雨水——健脾养胃**
109 雨水时节饮食宜清淡
114 雨水常见病老偏方速查
115 雨水宜荡秋千
115 雨水时节要保暖、节房事
116 **惊蛰——顺肝养脾**
116 惊蛰饮食宜顺肝气养脾气

120 惊蛰常见病老偏方速查
121 惊蛰宜放风筝
121 惊蛰捂捂防“倒春寒”
122 **春分——调和阴阳**
122 春分饮食宜以养阳为主
126 春分常见病老偏方速查
127 春分宜拔河
127 预防流脑的方法
128 **清明——疏肝理气**
128 清明饮食宜养血疏筋
133 清明常见病老偏方速查
134 清明宜踏青
135 **谷雨——养肝防湿邪**
135 谷雨饮食宜养肝祛湿
138 谷雨常见病老偏方速查
139 谷雨宜垂钓
139 谷雨时节宜早睡早起
140 **专题2：夏季养生重在养心**
142 **立夏——养心除烦**
142 立夏饮食宜养心清暑

146 立夏常见病老偏方速查
147 立夏宜踢毽子
148 **小满——祛湿防热**
148 小满清淡饮食防未病
152 小满常见病老偏方速查
153 小满宜下棋
153 小满时节作息要科学
154 **芒种——防潮强身**
154 芒种饮食宜滋阴强身
158 芒种常见病老偏方速查
159 芒种时节，日常起居有讲究
159 芒种要防潮，更要防病
160 **夏至——养阳护心**
160 夏至饮食以温和为主

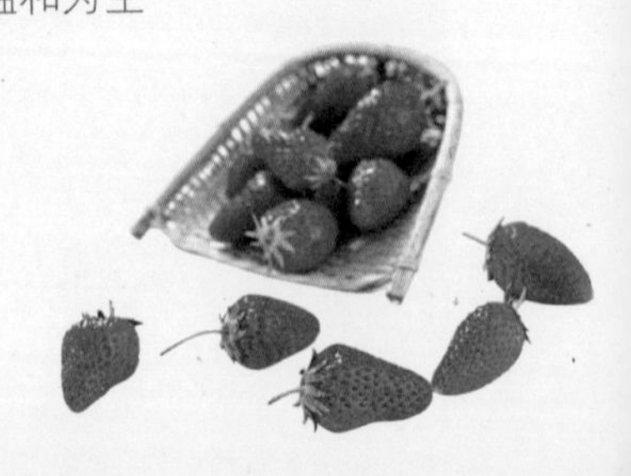

164 夏至常见病老偏方速查
165 夏至宜扇扇子
166 **小暑——健脾养肺**
166 小暑饮食多素少荤
170 小暑常见病老偏方速查
171 小暑宜水中慢跑
171 长坐露天木椅伤脾肺
172 **大暑——防暑清热**
172 大暑清凉饮食治冬病
176 大暑常见病老偏方速查
177 大暑宜游泳
178 **专题3：秋季养生重在滋阴润肺**
180 **立秋——敛肺提神**
180 立秋饮食宜敛肺气调精神
184 立秋常见病老偏方速查
185 立秋宜慢跑
186 **处暑——防燥助眠**
186 处暑饮食宜滋阴防秋燥
192 处暑常见病老偏方速查

193 处暑宜倒行
193 处暑宜防晒护肤
194 **白露——养阴防寒**
194 白露饮食宜平补养阴
198 白露常见病老偏方速查
199 白露宜秋游
199 白露保养皮肤要诀
200 **秋分——护脾养胃**
200 秋分饮食宜阴阳平衡
206 秋分常见病老偏方速查
207 秋分宜跳舞
208 **寒露——暖肺健脾**
208 寒露饮食宜润肺生津
212 寒露常见病老偏方速查
213 寒露宜登山
214 **霜降——固肾补肺**
214 霜降饮食以温补为主
218 霜降常见病老偏方速查
219 霜降宜做健身球运动

219 如何应对嘴唇干裂
220 **专题4：冬季养生重在补肾**
222 **立冬——敛阴护阳**
222 立冬饮食以补热量为主
226 立冬常见病老偏方速查
227 立冬宜长跑
227 立冬晒太阳助健康
228 **小雪——护阳防火**
228 小雪进补以养阳为主
234 小雪常见病老偏方速查
235 小雪宜打太极拳
235 小雪时节养神先行
236 **大雪——防寒防燥邪**
236 大雪饮食既要防寒也要滋阴润燥
240 大雪常见病老偏方速查
241 大雪宜滑雪
241 大雪路滑防摔伤
242 **冬至——护阳养精气**
242 冬至阳气初生，饮食以滋补为主

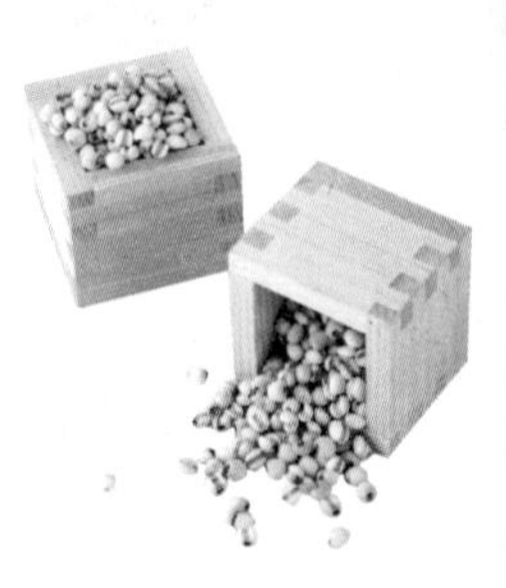

246 冬至常见病老偏方速查

247 冬至宜跳绳

248 **小寒——补肾助阳**

248 小寒饮食以养阳益肾为主

252 小寒常见病老偏方速查

253 小寒宜冬泳

253 小寒时节如何防冷辐射

254 **大寒——御寒润燥**

254 大寒寒冷干燥，饮食宜防寒防燥邪

258 大寒常见病老偏方速查

259 大寒宜滑冰

259 大寒时节一定要防燥

260 **附录A　廿四节气饮食宜与忌**

263 **附录B　九型体质相宜食材速查**

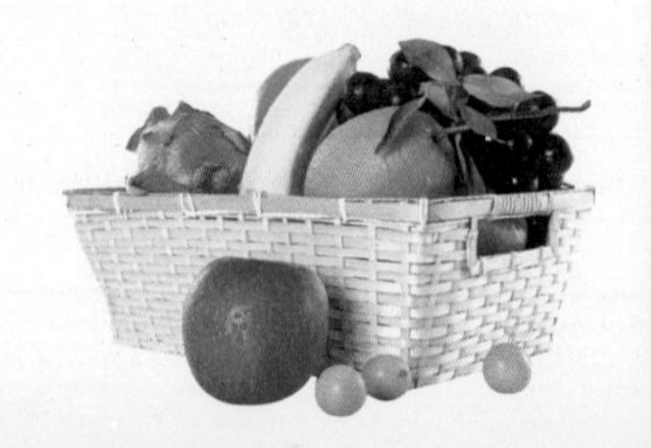

十二时辰养生知识速查

十二时辰	对应经脉	对应脏腑	时辰宜忌	养生之道
子时 23:00～1:00	足少阳胆经	胆	宜：安静 忌：晚睡	保证优质的睡眠
丑时 1:00～3:00	足厥阴肝经	肝	宜：右侧睡姿 忌：熬夜	保证优质的睡眠
寅时 3:00～5:00	手太阴肺经	肺	宜：熟睡 忌：忧愁	保证优质的睡眠
卯时 5:00～7:00	手阳明大肠经	大肠	宜：喝白开水，晨练 忌：排便不畅	排除宿便
辰时 7:00～9:00	足阳明胃经	胃	宜：早餐营养要均衡 忌：不吃早餐	科学合理的早餐最养胃
巳时 9:00～11:00	足太阴脾经	脾	宜：适量地饮水，调理脾经 忌：思虑过度，久坐，肥甘厚味	饮食保健是养脾的关键

（续表）

十二时辰	对应经脉	对应脏腑	时辰宜忌	养生之道
午时 11:00～13:00	手少阴心经	心	宜：午间小睡片刻 忌：大喜	清心寡欲
未时 13:00～15:00	手太阳小肠经	小肠	宜：调理小肠经 忌：吃太多食物	三餐定时定量
申时 15:00～17:00	足太阳膀胱经	膀胱	宜：适量地饮水 忌：憋尿	注意调理膀胱经
酉时 17:00～19:00	足少阴肾经	肾	宜：保精 忌：纵欲	护腰藏精
戌时 19:00～21:00	手厥阴心包经	心包	宜：晚餐清淡，散步 忌：晚餐肥腻，生气	保持乐观的心态
亥时 21:00～23:00	手少阳三焦经	三焦	宜：心平气和，入睡 忌：熬夜，生气，饮茶	亥时要入睡

廿四节气参照表

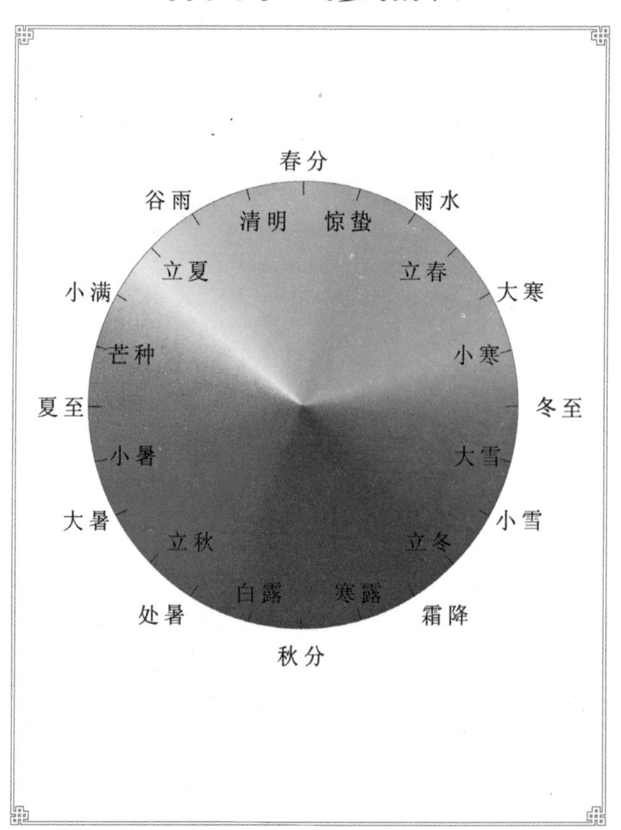

四季饮食养生精髓速查

季节	春季	夏季
养生总原则	◎春季宜养肝 ◎春季应养阳 ◎春季应防风	◎夏季宜养心 ◎长夏宜养脾 ◎夏季应养阳 ◎夏季应防暑 ◎长夏应防湿
饮食养生	韭菜→利于祛寒取暖 葱→杀菌防病 菠菜→鲜嫩可口 蜂蜜→通便，预防感冒 苋菜→补钙 竹笋→口感鲜嫩 香椿→营养丰富 茼蒿→清心养胃、利肺化痰 新茶→春季新茶有清目醒脑、养肝、除烦渴、利尿消食等功效，可多喝	樱桃→含铁量高 绿豆→清热解毒、消暑醒神 乌梅→生津止渴 草莓→清凉止渴 葡萄→汁多、可除烦解渴 椰子汁→补水 百合→润心肺、安神志、清虚火 姜→防吹空调遭受寒邪 丝瓜→清热除烦、凉血、止血 黄瓜→清热解暑、生津止渴 醋→增进食欲、帮助消化

（续表）

季节	秋季	冬季
养生总原则	◎秋季宜养肺 ◎秋季应养阴 ◎秋季应防燥	◎冬季宜养肾 ◎冬季应养阴 ◎冬季应防寒
饮食养生	栗子→补肾壮腰、补脾益胃 红枣→补中气、养血安神 花生→润肺利肺 胡萝卜→含大量维生素A 白菜→秋季易多吃白色的蔬果 莲藕→含蛋白质和各种维生素及矿物质 黄鳝→调节人体血糖 橘子→生津止咳、润肺化痰 梨→清热解毒、润肺生津、止咳化痰	芋头→淀粉含量高，能提供热量 葵花子→维生素E含量丰富 羊肉→温阳益气 人参→入冬后进补人参是最佳时节 鸡肉→对冬季御寒强身大有帮助 橄榄→润喉、清热、止渴、生津 梨→利于肺热咳嗽 红糖→益血补气 银耳→生津止咳、养胃补气 南瓜→所含的果胶可保护胃部 柚子→理气化痰、润肺清肠、补血健脾

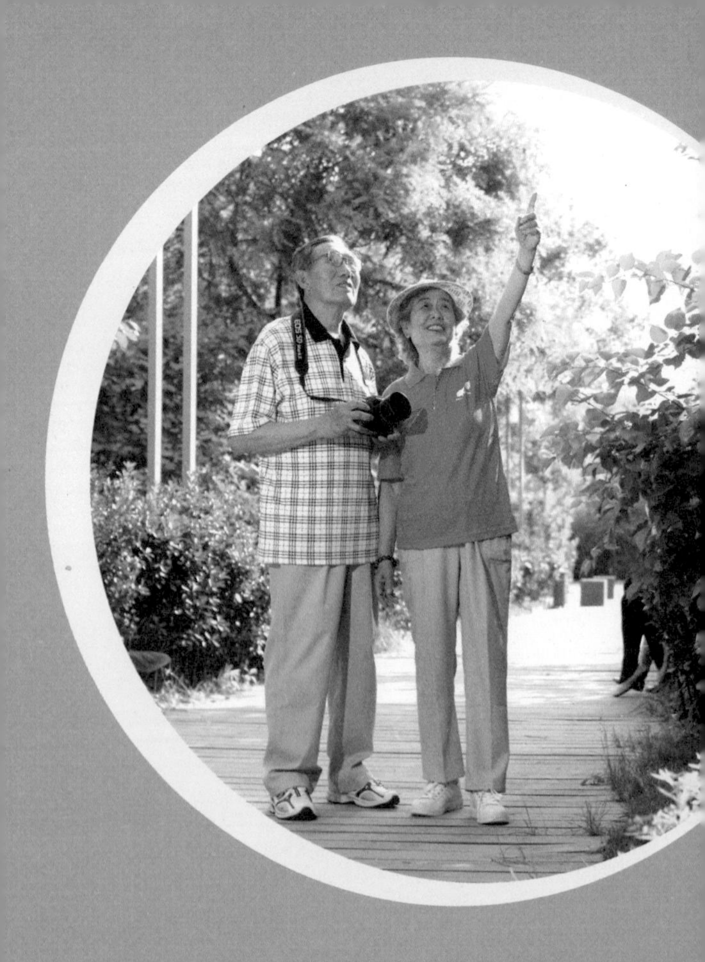
EOS 5D

上篇

经络气血盛衰主导的十二时辰顺时养生法

十二时辰养生是根据中医脏腑经络理论，按照气血在人体内的运行规律，在不同的时辰养相应的脏腑与经络，它是中医天人相应理论的具体运用。顺十二时辰养生，强脏腑、通经络，自古以来一直为养生学家所提倡。

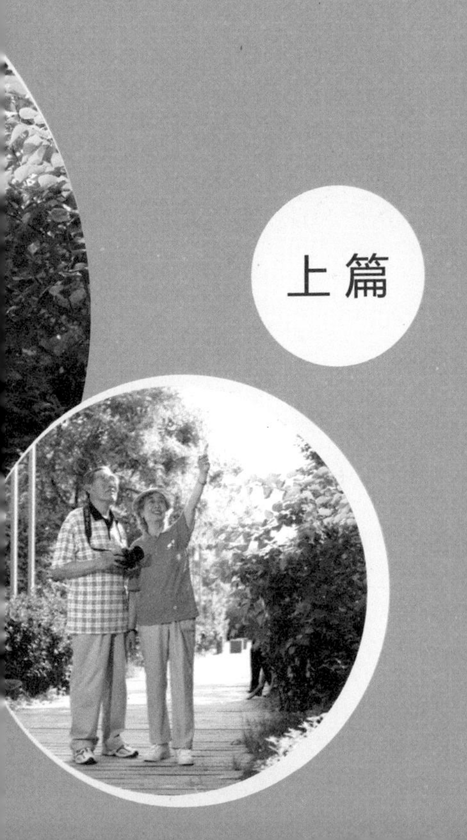

子时——养胆经的黄金时刻

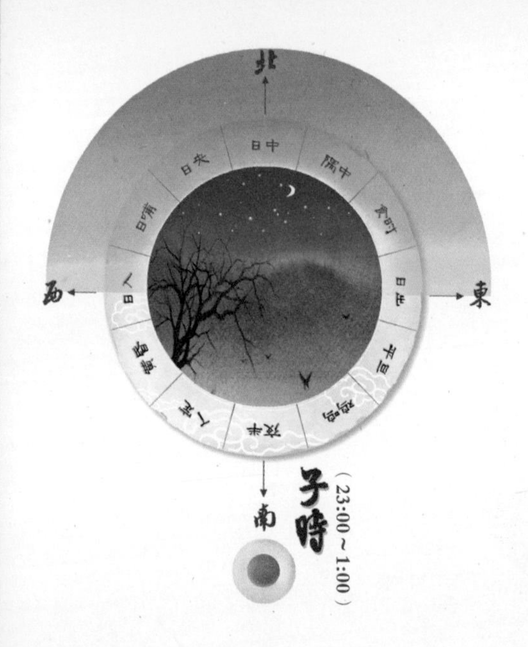

子时 23:00～1:00

别称 夜半、子夜、午夜等，是12时辰中的第一个时辰。

特别注意 此时的睡眠对人体来说是至关重要的。

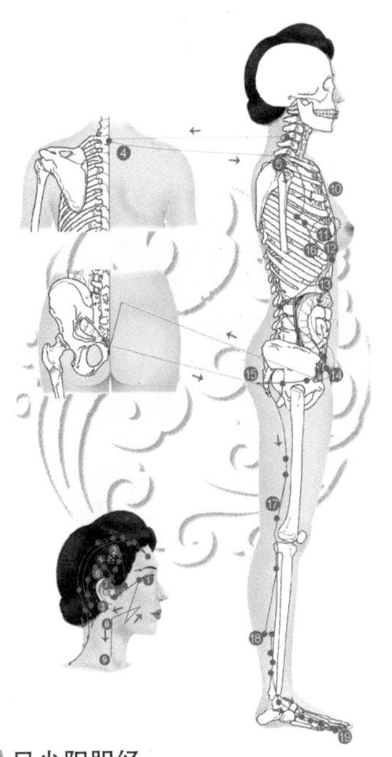

对应经脉 足少阳胆经

对应脏腑 胆

特别注意 子时养生并不能狭隘地理解为23:00～1:00进行的养生，凡是对胆及胆经有利的养生均可称为子时养生，白天敲打胆经、饮食调理胆经均可看作子时养胆的内容。

疏通胆经的按摩方法

位置 下肢上半部分，也就是从髋关节到膝关节下缘的这一段，腿部外侧正中间线上，近似于裤子外缝的位置。

穴位 **环跳、风市、中渎、膝阳关、阳陵泉**

操作

❶ 手握空拳，用拇指一侧或掌面一侧（图①、图②）从臀部自上而下顺着胆经循行部位缓慢拍打，直到膝关节下方，穴位处重点拍打。

❷ 身体左右两侧的胆经都要拍打，每侧每次至少5分钟，以每秒大约两下的频率拍打，每个穴位50下，每天拍打1～2次，以大腿两侧微发热为宜。

功效 疏通胆经气血，清除瘀滞，促进胆汁分泌。

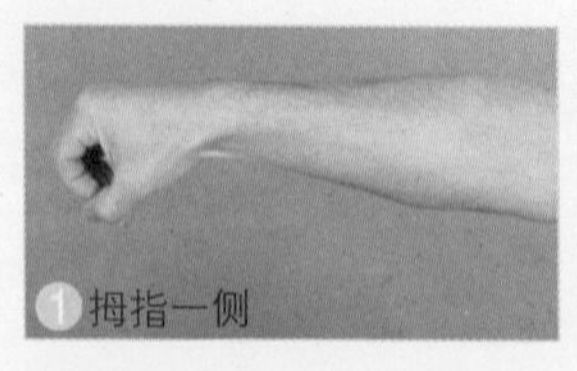

① 拇指一侧

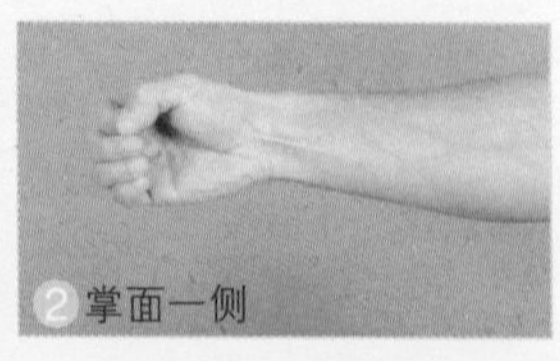

② 掌面一侧

小提示 **运用此法需要持之以恒，1～2个月会收到较明显的效果。**

缓解失眠的刮痧疗法

位置 头颈部、背部、上肢、下肢。

穴位 **百会、印堂、太阳、大椎、大杼、膏肓、神门、内关、三阴交、足三里、申脉**

操作

1. 刮百会穴、印堂穴、太阳穴，刮至皮肤出现痧痕。
2. 刮大椎穴（图③）、大杼穴、膏肓穴，至出现痧痕。
3. 刮神门穴（图④）、内关穴，至皮肤出现痧痕即可。
4. 刮三阴交穴、足三里穴（图⑤）、申脉穴，至皮肤出现痧痕即可。

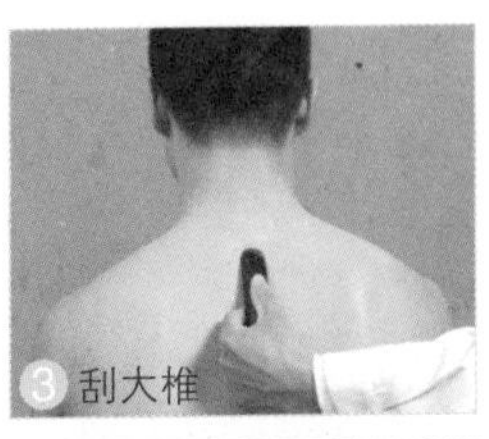
③ 刮大椎

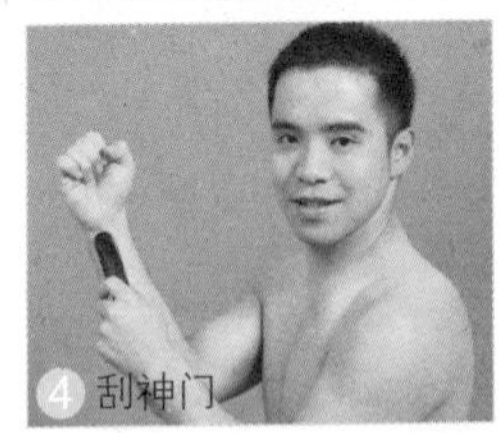
④ 刮神门

功效 镇定安神。

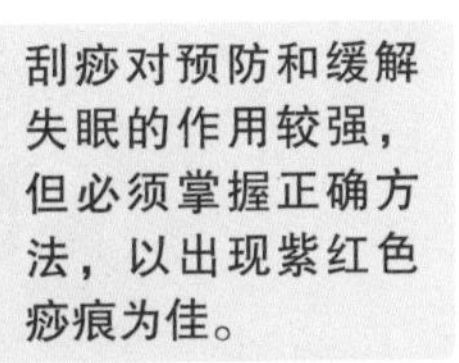
小提示
刮痧对预防和缓解失眠的作用较强，但必须掌握正确方法，以出现紫红色痧痕为佳。

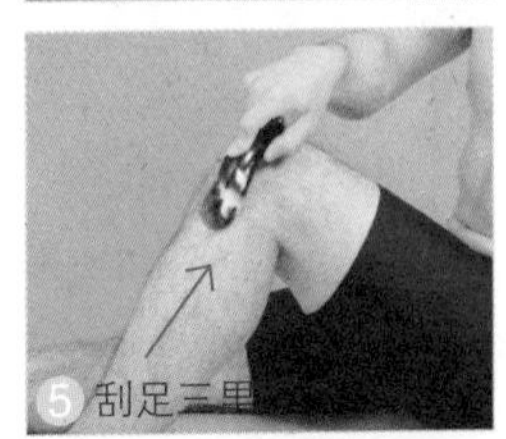
⑤ 刮足三里

子时主睡，日食养胆

大家看到子时的饮食养生，可能会联想到子时的宵夜安排。其实不然，子时的饮食养生并不等于是在子时制作、品尝、享受美味佳肴，而是在日常的饮食中去养子时对应的胆和胆经，子时还是以睡觉为主。

子时养生启示录

- 注意饮食规律。
- 辛辣刺激性食物要少吃。
- 限制脂肪摄入量能避免刺激胆囊收缩带来的疼痛。
- 控制食用胆固醇高的食物可防结石形成。
- 顺应胆的生理特性，多吃对胆有益的食物；直接养护胆及胆经，方能防患于未然，或者促进胆病的康复。

常见益胆食物推荐

◎瘦肉◎禽蛋◎黄鱼◎韭菜◎莴苣◎春笋◎山药◎香蕉◎莲子◎苹果◎香菇◎草菇◎黑木耳◎黑芝麻◎核桃仁◎桂圆◎粳米◎小油菜◎猪心◎小麦

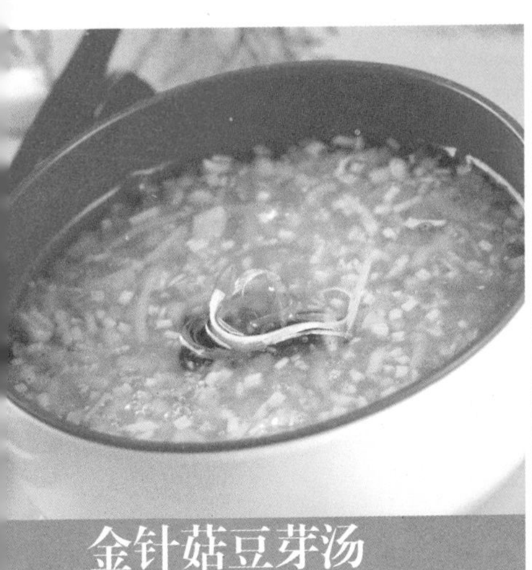

金针菇豆芽汤

食补妙方推荐

功效

此汤具有温中散寒的功效。绿豆芽有利水、消肿的作用，还能降低胆固醇，促进人体健康。

材料 金针菇150克，绿豆芽50克，枸杞子适量。

调料 盐2小匙，水淀粉1大匙，味精少许。

做法

① 将金针菇洗净，去根，氽烫后切成碎末；绿豆芽择洗干净，氽烫后也切成碎末备用。

② 锅置火上，倒入适量清水烧开，再放入金针菇末和绿豆芽末烧开，加入盐、味精，用水淀粉勾芡，撒枸杞子即可。

有利胆经的睡眠功大盘点

① **侧卧功，又称“鹿眠”**：左侧卧或右侧卧的睡眠功。因为睡眠姿势像鹿睡眠，所以养生家又称之“鹿眠”。鹿是长寿动物之一，鹿能长寿主要是借助于侧卧，行细呼吸，可以在睡眠中运通督脉。

② **屈卧功，又称“鹤眠”**：两腿蜷屈，两手抱膝，形似仙鹤挺腿抱翅头藏于体内，能够在睡眠中运通任脉。古代养生家谓之“鹤眠”。屈卧姿势，除了屈腿抱膝外还可配合缩腹做腹肌锻炼之功，即吸气时小腹同时内缩，呼气时再放松小腹。此功久久行之，可使丹田温暖，下元坚固，可以预防遗精。

③ **俯卧功，又称“龟息”**：俯卧于平板床上，下铺厚褥，慢慢做缩颈、仰颈动作各3次，然后静听鼻息，呼吸要求细长而均匀，类似乌龟睡眠，古人谓之“龟息”。久久行之，可使督脉旺盛，气行通畅。

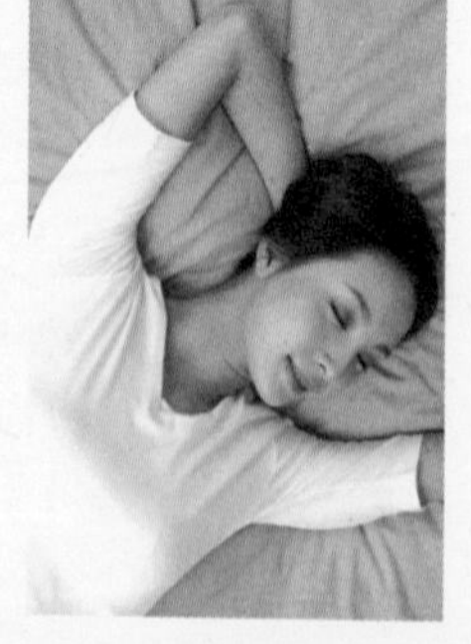

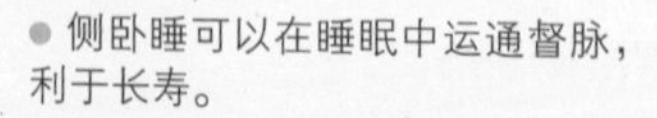

● 侧卧睡可以在睡眠中运通督脉，利于长寿。

夜猫族子时应如何养生

◎**补充营养是关键**。夜猫族在饮食安排上，应增加一些营养丰富、可口的饭菜，吃些富含动物蛋白质和植物蛋白质的食物，诸如牛奶、蛋类、瘦肉、豆制品等是非常必要的。还有尽可能地多吃一些水果或饮用新鲜果汁。

◎**切勿提神不当**。熬夜时如果感到精力不济或者犯困，切勿勉强硬撑，最好适时休息；如果因工作需要不能休息，不要靠咖啡、浓茶或香烟的刺激来保持清醒，因为咖啡和浓茶中的咖啡因可刺激大脑分泌兴奋性物质，容易导致失眠；而香烟是引起高血压病、糖尿病、心脑血管疾病的危险因素。

◎**及时消除心理负担**。夜猫族要尽量消除心理负担，树立信心，保持愉快的心情和高昂的情绪。

◎**注意补充维生素A**。夜间工作多在光线较暗的环境下，尽管电灯光较亮，但由于周围环境较暗，明暗差大，很容易导致视觉疲劳，而维生素A能提高眼对昏暗光线的适应能力，对防止工伤事故有益。因此，夜间工作人员要注意补充含维生素A较多的食物，例如动物的肝脏、蛋黄、黄豆、胡萝卜等。

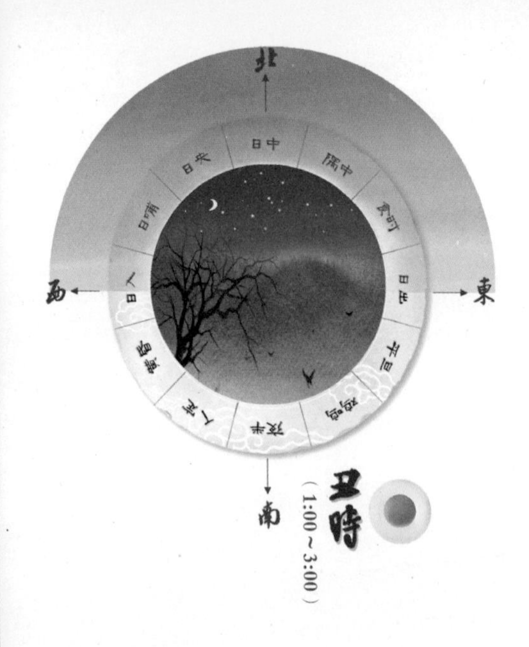

丑时 1:00～3:00

别称 荒鸡，是12时辰中的第二个时辰。

特别注意 丑时一定要睡觉，以利于肝脏自身功能的修复和人体免疫力的提高。

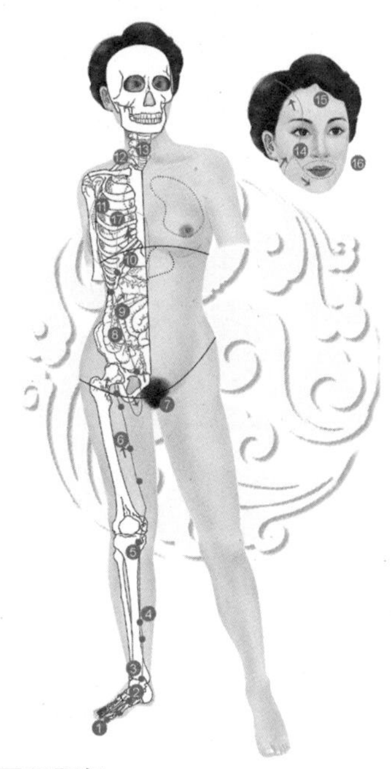

对应经脉 足厥阴肝经

对应脏腑 肝

特别注意 除了丑时睡眠养护肝脏的办法外，对足厥阴肝经进行经穴按摩、穴位点压、针灸、拔罐等，再配以养肝的食谱，陶冶人的情志，也可以达到丑时养生的目的。

疏理肝经的按摩方法

穴位 大敦、太冲、章门

操作

① 在足大趾末节外侧（足大趾甲根部外侧，靠第二趾一侧），距趾甲角0.1寸（约2毫米）处取大敦穴，以拇指指尖或按摩棒点压大敦穴（图①），以有酸麻感为度。

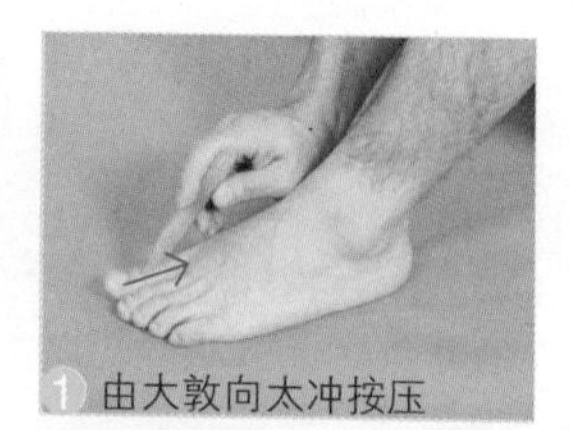

① 由大敦向太冲按压

② 在足背侧，第1跖骨间隙的后方凹陷处取太冲穴，以拇指指尖或按摩棒用合适的力度点压（图②）。可泄肝火，清头目；行气血，化湿。

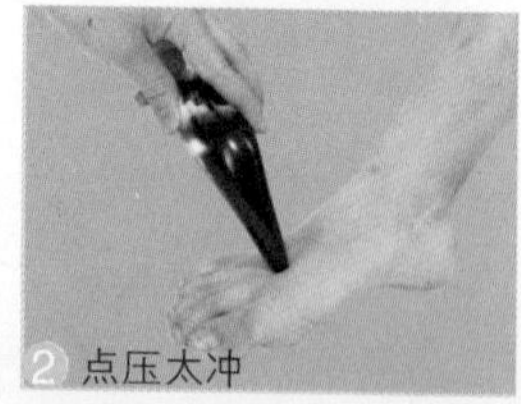

② 点压太冲

③ 在侧腹部，第11肋游离端取章门穴，以拇指指腹揉压章门穴（图③），以有酸麻感为度。

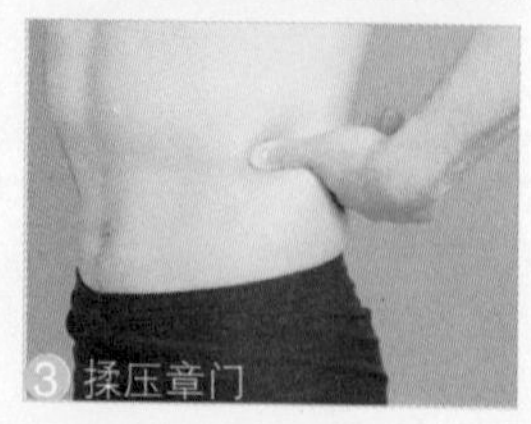

③ 揉压章门

功效 泄肝火，缓解焦躁情绪，调理五脏六腑。

缓解脂肪肝的拔罐方法

方法一：

穴位 分2组：①大椎、肝俞、脾俞②至阳、期门、胆俞

操作

采用刺络拔罐法。每次选1组穴，交替使用。先用三棱针点刺各穴2～3下，再拔罐，留罐10～15分钟。每日1次，10次为1个疗程。

功效 疏肝健脾。坚持治疗有助于预防和缓解脂肪肝，久用效果甚佳。

方法二：

穴位 脾俞、肝俞、期门、足三里

操作

采用刺络拔罐法。先用三棱针点刺每穴2～4下，放血少许，再拔罐，留罐10～15分钟。每日或隔日1次（图④）。

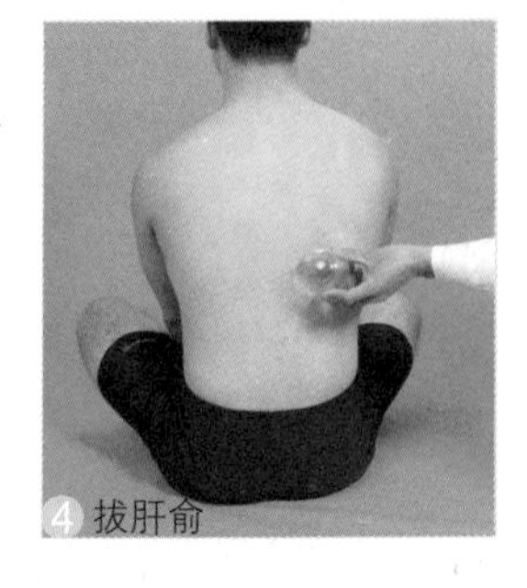
④ 拔肝俞

功效 缓解脂肪肝症状，坚持使用，效果显著。

饮食+深睡，让肝气更通畅

丑时最重要的任务就是养肝脏，而肝脏的保养并非一朝一夕的事情，需要靠平时的积累才能达到效果，所以，平时可多吃些有保肝作用的食物。另外，以为丑时进餐才能达到养肝的目的，这是一种错误的观念。其实丑时我们应让自己进入深度睡眠，以使肝气畅通，滋养肝血。

丑时养生启示录

- 肝病患者应少吃醋。
- 肝硬化患者不宜食用坚硬的食物。
- 养肝要戒酒。

常见益肝食物推荐

◎荔枝◎芦笋◎菜花◎白菜◎魔芋◎南瓜◎番茄◎金针菇◎山药◎西葫芦◎鸡蛋◎苹果◎杏◎香蕉◎葡萄◎山楂◎橄榄◎橘子◎木瓜◎梨◎猕猴桃◎酸奶

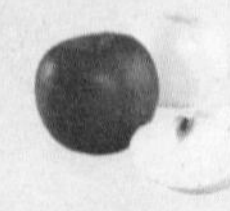
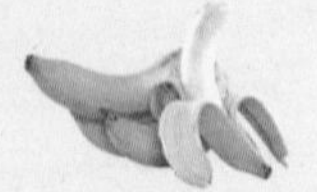
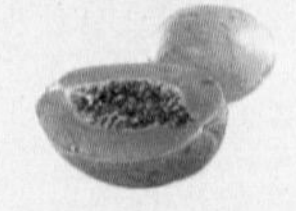

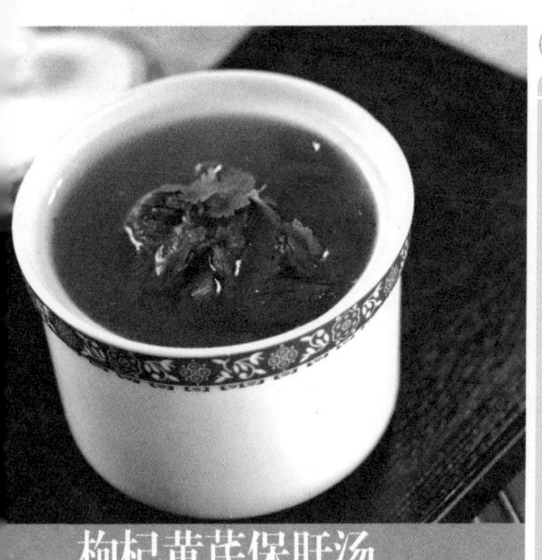

枸杞黄芪保肝汤

食补妙方推荐

功效

此汤空腹食用能补气升阳、利尿消肿、滋补肝肾、益肝明目，对乏力、心烦等症有较好的辅助治疗作用。

材料 驴肉100克，黄芪50克，枸杞子30克。

调料 盐、味精各适量。

做法

❶ 将黄芪、枸杞子挑去杂质，洗净；驴肉洗净，切块。

❷ 将驴肉块放入开水中汆烫2分钟，除去浮沫，然后加入洗净的黄芪、枸杞子，煮至肉烂。

❸ 加入盐、味精调味即可。

早睡可以帮助肝脏造血

研究表明，人体的最佳造血时间是天黑以后到凌晨1:40以前。早睡不一定是每个人都要21点就去睡觉，对血气尚未少到一定程度的人来说，22点半到23点睡即可，保持摄入略大于消耗就好，这样人体每周就有14小时左右可以造血。血生得快虽然好，但是人体自我调理的幅度也会增大，所以血要造，但不要造得太多。

选对枕头助睡眠

目前市场上出现了各种类型的枕头，每种类型的枕头都有着不同的功效。专家提醒人们，千万不要被五花八门的广告所蒙蔽，应本着适合自己才是最好的原则购买。下面推荐几种类型的枕头，以帮助大家了解枕头类型，购买时能做到心里有数。

羽绒枕

好的羽绒枕，应采用较粗大的羽绒，其蓬松度较佳，可给头部提供较好的支撑，也不会因使用久了而变形。而且羽绒有质轻、透气、不闷热的优点。羽绒枕是上好材质的枕头，缺点是不能水洗。

荞麦枕

荞麦枕为天然材质产品，历史悠久，对人的健康极为有益。荞麦坚韧不易碎，而荞麦枕可以随着头部左右移动而改变形状，睡起来十分舒服。此种类型的枕头，清洁起来十分方便，只要放在太阳下晾晒，就可达到消毒的目的。

乳胶枕

乳胶枕的特点是弹性好，不易变形、支撑力强。对于骨正在发育的儿童来说，可以改变头形，而且不含会引发呼吸道过敏的灰尘、纤维等过敏原。

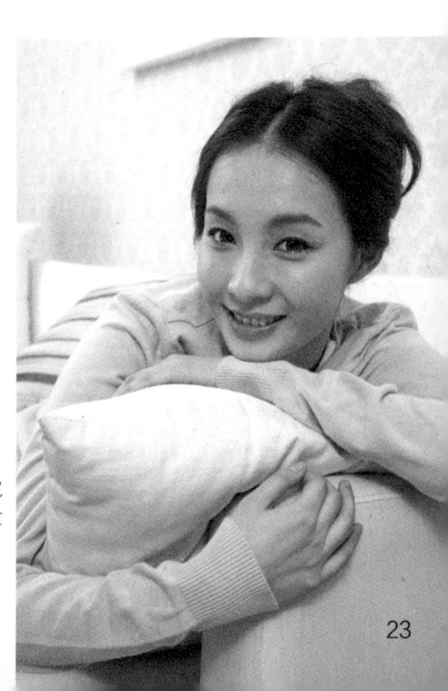

● 选一款适合自己的枕头，对提高睡眠质量有益。

寅时——养肺经的黄金时刻

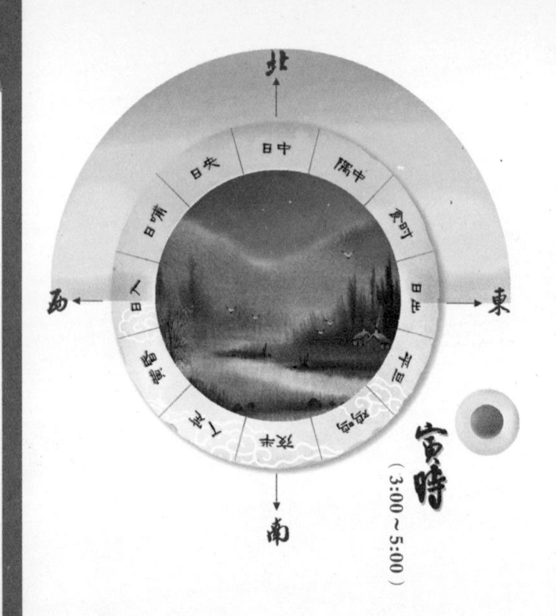

寅时 3:00 ~ 5:00

别称 平旦、黎明、早晨、日旦等，是夜与日的交替之际。

特别注意 此时要熟睡，只有处于深度睡眠当中，才能使全身的各个器官都进入“休眠”状态。

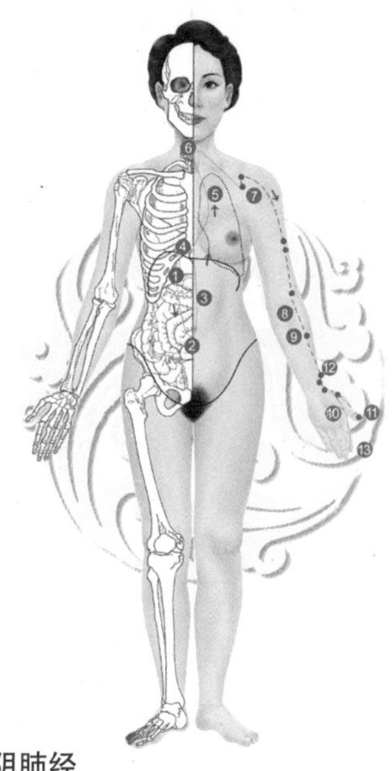

对应经脉 手太阴肺经

对应脏腑 肺

特别注意 寅时养生最重要的是对肺及肺经的调养，保持肺的生理功能正常，使肺经的气血通畅。对肺经上的穴位及手太阴肺经的整条脉络进行良性刺激，可起到养肺、护肺的功效。另外，重饮食、改善起居作息习惯，也是养肺的重要方法。

通利肺气的鼻部按摩法

位置 鼻部。

操作

❶ **揉捏鼻部：** 用两手拇指外侧（桡侧）相互摩擦，在有热感时，用拇指外侧沿鼻梁、鼻翼两侧上下擦拭30次左右（图①）。

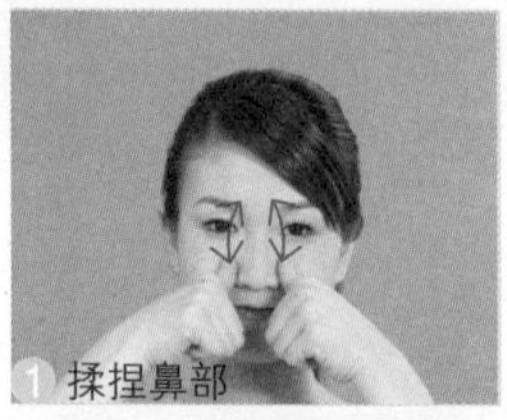

1 揉捏鼻部

❷ **推按经穴：** 依序用食指点揉印堂穴1分钟，用屈曲的食指从前额分别推抹到两侧太阳穴处，反复操作1分钟（图②）。

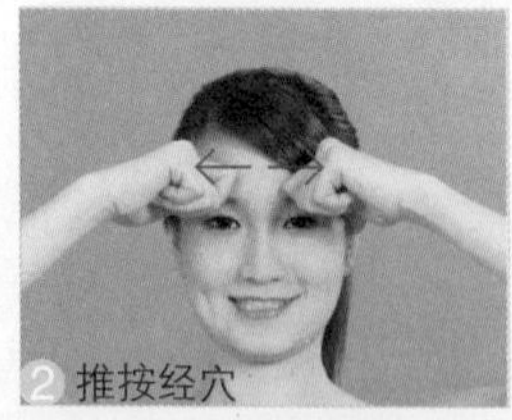

2 推按经穴

❸ **捏拿鼻翼：** 食指尖置鼻尖处，拇指、中指放在两侧鼻翼，捏拿鼻翼。注意调整呼吸，防止憋气。提捏3～5分钟，以有涕为宜（图③）。

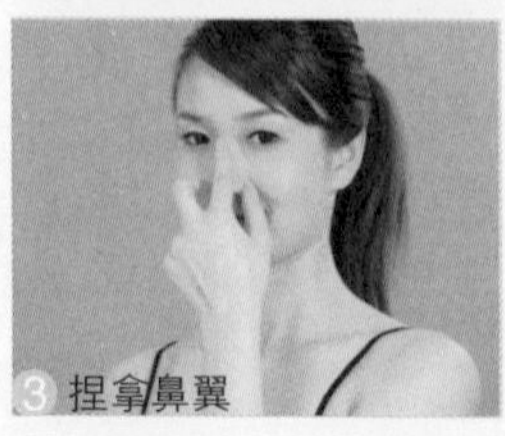

3 捏拿鼻翼

功效 通鼻法可增强肺部抗病的能力，可预防感冒流涕、鼻塞不通、鼻衄等症状。

缓解支气管炎的刮痧疗法

穴位 ◎背部：大椎、定喘、大杼、风门、肺俞

◎上肢部：尺泽、太渊、合谷

◎颈部：天突

◎胸部：中府

◎下肢部：丰隆

操作

① 先刮大椎穴，再刮定喘穴、大杼穴、风门穴、肺俞穴（图④），从上到下进行操作；刮尺泽穴、太渊穴和合谷穴（图⑤）时，力度由轻到重，急性力度较重，慢性力度适中。

② 刮颈部天突穴，至皮肤出现痧痕为止；刮胸部，以中府为主穴，再刮下肢部丰隆穴（图⑥）。

功效 止咳平喘。

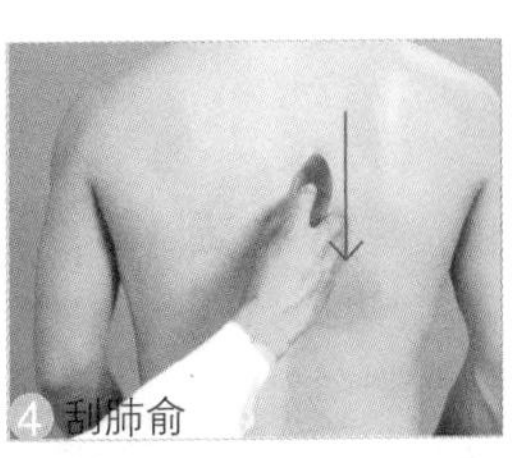

④ 刮肺俞

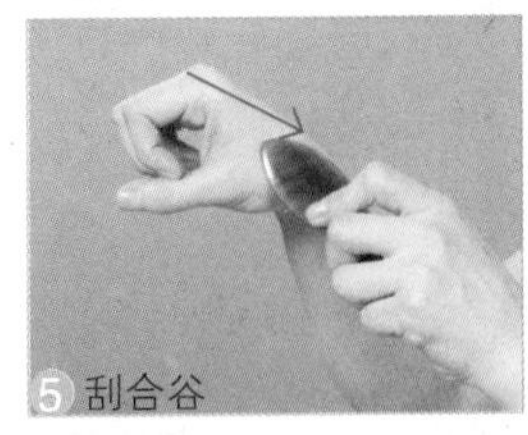

⑤ 刮合谷

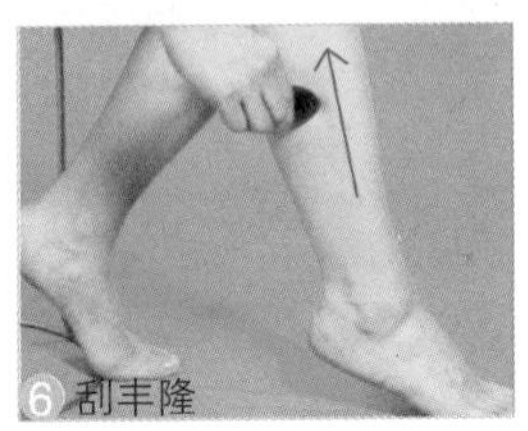

⑥ 刮丰隆

不同人群的寅时调养原则

中医常说的“滋阴润燥”就是说养肺要补水保湿。严重气喘咳嗽患者，应在寅时起床服药，治病效果会更好，且宜吃补肺食物。对于正常人而言，寅时还是以睡觉为主，把饮食调养放在白天去做。

寅时养生启示录

- 肺宜收不宜散，养肺宜食酸味食品。
- 养肺要滋阴润燥。
- 白色食品最“入肺”。
- 养肺忌食辛辣、刺激性食物。
- 补气中药益于肺。
- 止咳化痰药食可补肺。

常见益肺食物推荐

◎山药◎梨◎糯米◎粳米◎枇杷◎菠萝◎猪肉◎螃蟹◎鹌鹑◎鹌鹑蛋◎酸菜◎虾◎白菜◎胡萝卜◎黄豆芽◎冬瓜◎莲藕◎银耳◎南瓜◎黄花菜◎黄豆◎豆浆◎豆腐◎木瓜◎柿子◎橘子◎金橘◎柚子◎荸荠◎香蕉◎牡蛎◎石榴◎橄榄

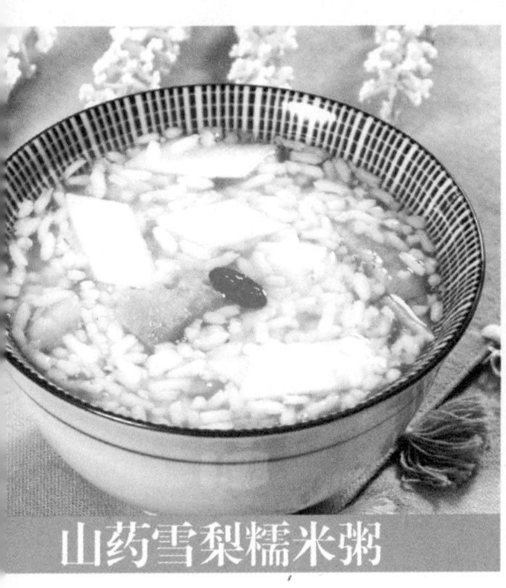

山药雪梨糯米粥

食补妙方推荐

功效

此粥具有清心润肺、生津润燥、清热化痰的功效，可缓解热病津伤烦渴、热咳、痰热、便秘等症状。

材料 雪梨50克，山药30克，糯米3大匙，枸杞子适量。

调料 冰糖适量。

做法

❶ 糯米洗净；山药、雪梨洗净，均切块备用。

❷ 山药块、糯米、雪梨块一同放入砂锅中，加水，煮成稀粥，调入枸杞子、冰糖稍煮即成。

护肺先护鼻

肺开窍于鼻，鼻子是肺与外界相通的门户，保护好鼻腔相当于给肺上了一道保护层。日常生活中可以从以下几方面保护好鼻腔。

保暖是鼻腔养生的第一要务

由于鼻子与外界直接相通，鼻子对天气变化比较敏感，所以要根据气候变化随时增减衣服，注意保暖。室内温度要适宜，以20℃～25℃较为合适。

对冷空气过敏的人，每日早晚用冷水冲洗鼻部，可增强鼻对寒冷刺激的抵抗力。天气变寒时，戴帽子或头巾也对保护鼻子有利。

保湿也很重要

室内保持适当的湿度对防止鼻腔干燥有利。如果鼻腔过分干燥，会感到不适，且会降低鼻腔的防护能力。

不要用力擤鼻涕，挖鼻孔

平时擤鼻涕不要用力过大，以免损伤鼻黏膜而造成出血。用手指挖鼻是一种不良习惯，容易造成鼻腔的感染或出血，要尽量避免。

避免挤压鼻部疖肿

鼻部的疖肿千万不要用手挤压，因为鼻部处于颜面的“危险三角区”，挤压后细菌可随静脉扩散至脑而引起脑脓肿，甚至有生命危险。

饮食养生助您远离二手烟的危害

生活中有很多时候是不可能完全避免二手烟的，但应该能避免则避免，在办公室可劝吸烟者到室外吸烟。在不可避免的情况下，可加强室内的通风，多出去呼吸新鲜空气，还要多吃新鲜的蔬菜水果，尤其是富含胡萝卜素及维生素C的食物，如木瓜、番茄、胡萝卜、南瓜等蔬果。

因为维生素具有抗氧化的功能。此外还要多喝水、多排尿、多运动、多排汗，以加速排除体内的尼古丁等有害物质。

寅时防寒最重要

中医认为：肺主皮毛，司肌肤腠理之开合。因此一定要做好防寒工作，防止肺部受寒。平时有开空调睡觉习惯的人，特别是夏天气温较高时，千万不要着凉，盖好被子以养肺。

卯时——养大肠经的黄金时刻

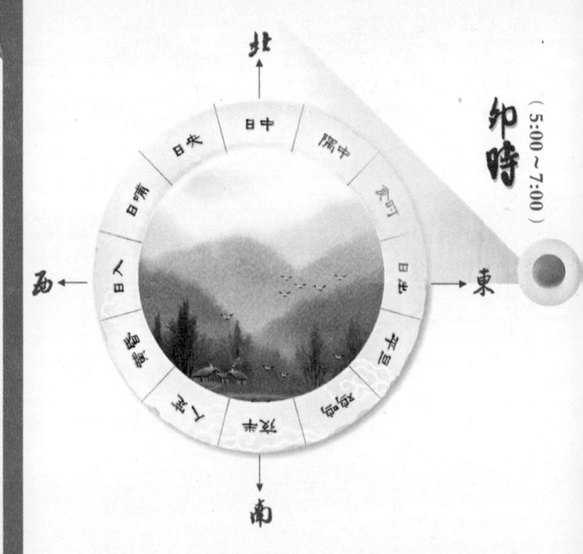

卯时 5:00～7:00

别称 日出、破晓、旭日等，是太阳刚刚露脸、冉冉初升的那段时间。

特别注意 卯时养生以养大肠为首要任务，卯时排便可以减轻大肠的负担，达到润肠排毒的养生效果。

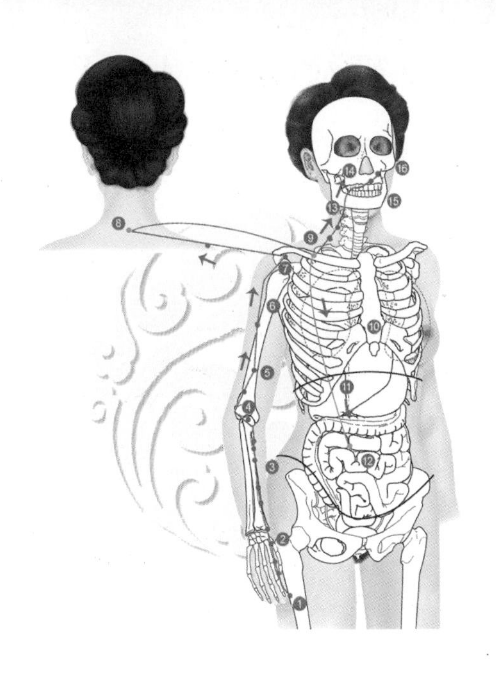

对应经脉 **手阳明大肠经**

对应脏腑 **大肠**

特别注意 便秘是养护大肠的天敌，多吃高纤维蔬菜及水果可有效预防便秘。除此之外，通过经穴按摩、穴位点压、刮痧、拔罐、改善饮食起居习惯等方式，可达到养护大肠、调理肠胃的目的。

改善便秘的拔罐、刮痧疗法

方法一：拔罐疗法

穴位 **支沟、天枢、足三里、大肠俞、八髎**

操作

❶ 取俯卧位，拔大肠俞、八髎穴，留罐10~15分钟。每日1次，10日为1疗程。

❷ 选择大小合适的真空罐或火罐吸附于支沟穴、天枢穴、足三里穴（图①），留罐10~15分钟。

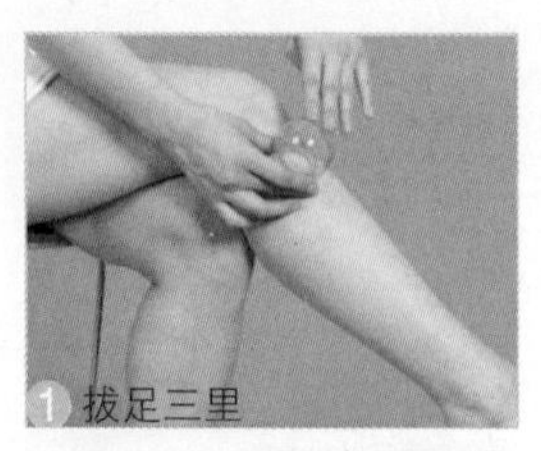
1 拔足三里

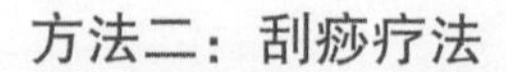

方法二：刮痧疗法

穴位 **阳陵泉、中脘、天枢、大巨、脾俞、三焦俞、大肠俞**

操作

在所选穴位处进行刮痧，以痧痕均匀出现为度（图②、图③）。

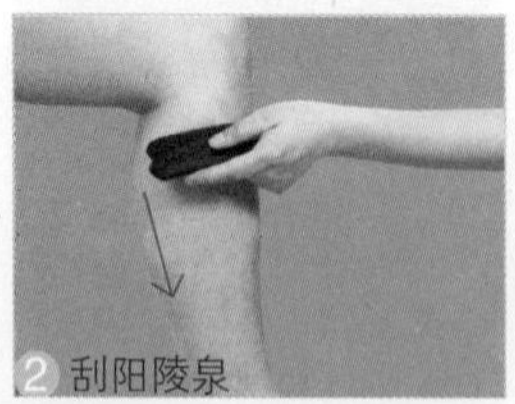
2 刮阳陵泉

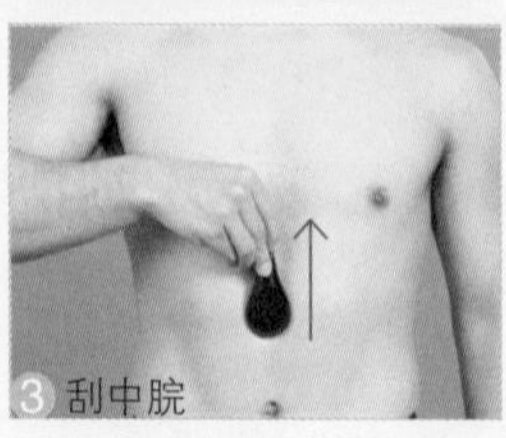
3 刮中脘

疏通大肠经的经络疗法

位置 上肢背面的桡侧大肠经。

穴位 **阳溪、偏历、温溜、下廉、上廉、手三里、曲池、肘髎、手五里、臂臑**

操作

① 取坐位，右臂弯曲伸向左侧，将右手放在左侧大腿膝盖上方（图④）。

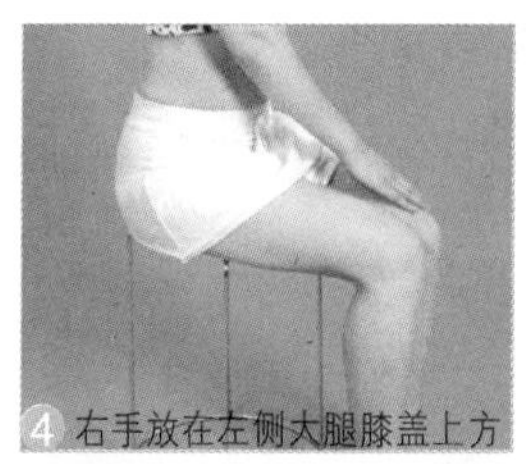
④ 右手放在左侧大腿膝盖上方

② 左手握空拳(微握拳，不必太用力)，从手腕开始，沿着大肠经的循行路线从下往上敲（图⑤）。

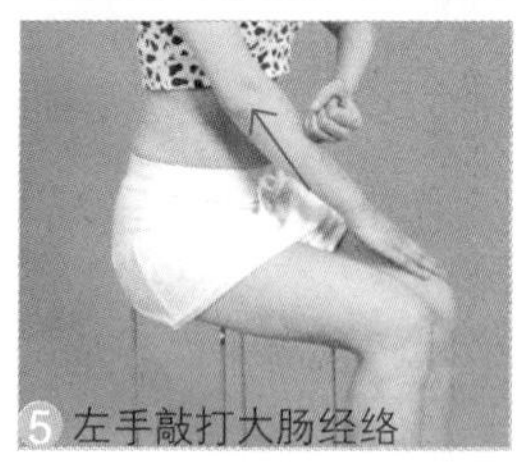
⑤ 左手敲打大肠经络

③ 同样的方法，右手空握拳拍打左臂。每天坚持拍打1次，每只手拍5分钟即可。

功效 保持大肠经气血的旺盛通畅，改善便秘及腹泻症状；预防手臂酸胀疼痛等症状。

小提示 **拍打的手法不要太重，力度以感觉舒适即可。**

卯时宜调养大肠

卯时对应的脏腑是大肠，因而卯时养生所养的脏腑即是大肠。大肠的主要生理功能是传导食物残渣，排除糟粕。大肠的常见病症有两类，一是便秘，二是痔疮，通过饮食积极改善便秘是预防痔疮发生的重要方法之一。

卯时养生启示录

- 便秘的人饮食要清淡，少食刺激性食物，切忌喝咖啡和红茶，不妨以花果茶和绿茶取代。
- 多食富含B族维生素的食物。
- 空腹一杯水，宿便都排净。
- 便秘者应禁饮酒。
- 多食蔬菜和水果，多食粗粮。
- 多食流质食物和增加运动量。

常见益肠食物推荐

◎豆苗◎蒜◎鱼◎豆腐◎鸡汤◎松子仁◎口蘑◎芹菜◎糙米◎绿豆◎玉米◎燕麦片◎西瓜◎香蕉◎苹果◎梨◎苦瓜◎黄花菜◎萝卜◎蒜苗◎洋葱◎鱼丸◎海带◎黄豆◎香菜◎芝麻◎杏仁

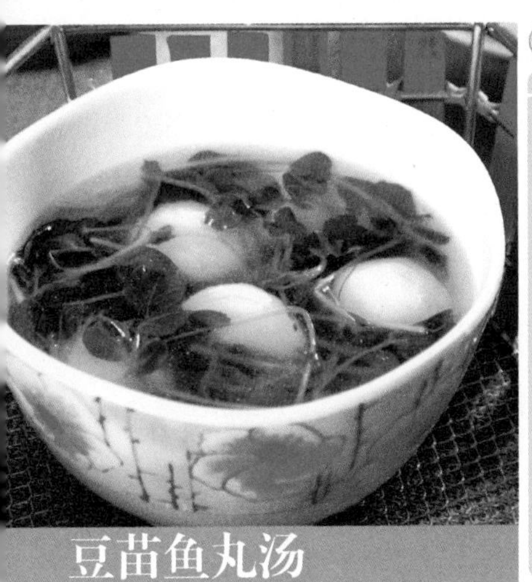

豆苗鱼丸汤

食补妙方推荐

功效

此汤能清理肠道、预防便秘。豆苗中含有较为丰富的膳食纤维，可有效促进肠胃蠕动，从而起到清理肠道、预防便秘的作用。

材料 鱼丸100克，豆苗150克，蒜10瓣。

调料 盐、油各适量。

做法

❶ 豆苗洗净待用；蒜洗净，拍烂。

❷ 油锅烧热，投入拍烂的蒜，炒出香味后放适量的清水，煮沸后下鱼丸。

❸ 煮熟后再放洗净的豆苗，稍煮片刻，加盐调味即成。

保持大便通畅的方法

正常的排便次数	大便一般为1天1次，或1天2次，也有2～3天1次的，均为正常现象。但2～3天者大肠内存留的毒素会多于一般人。因此，最好养成每天定时排便的习惯，以改善大肠的内在环境。
尽量卯时排便	卯时是排便的最佳时间，每天早上排掉前一天的粪便，一天都舒服，且不会造成毒素在体内堆积。
养成定时排便的习惯	平时要养成定时排便的习惯，做到有便不强忍，无便不强屏，并且注意便后要保持二阴的清洁。要避免排便“随意性”，早晨起床后第一件事就是进洗手间，即使没有“便意”，也不妨在马桶上坐坐，酝酿一下，可以同时掐商阳穴或拍打大肠经。久而久之，就可以形成一种条件反射，每天到这一时间便有排便的产生。

如何养成早起排便习惯

卯时是大肠经活动最旺盛的时刻，最利于排泄。早晨空腹饮白开水，或者在水中加适量黄金双歧因子糖，可以有效调理肠胃功能。

每天在固定时间（比如每天早晨6点钟左右）一口气喝1～2杯水，这样水还来不及在肠道内吸收便到达结肠，有利于软化肠内容物，帮助排泄，为一天的工作做好准备。长期坚持，能养成早起定时排便的好习惯。

卯时饮酒伤身

白居易说："莫饮卯时酒，昏昏醉到酉。"但是不少爱酒的朋友喜欢卯时小斟一盅，这是很不好的习惯。人体产生的有毒物质是依靠肝脏来清除的，而肝脏在卯时基本已经"下班"，轮到大肠"上班"，如果卯时喝酒，肝脏无力及时解毒，导致血液中酒精浓度升高，就对身体有害。因此，卯时不能饮酒。

排便不宜太用力

一些便秘患者为了排出大便，常用尽全身力气，专家认为这不是明智之举，排便时用力过度可能引起痔疮及肛裂，不仅会引起疼痛，而且可能因窄化肛门口，使便秘更严重。

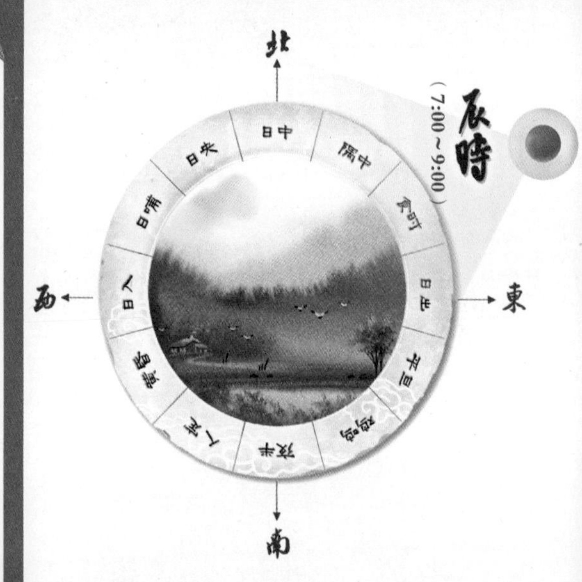

辰时 7:00～9:00

别称 食时、早食、朝食等，是吃早饭的时间。

特别注意 此时人体的胃肠消化吸收功能最强，是各组织器官获取营养的最佳时刻，所以早餐非常重要。

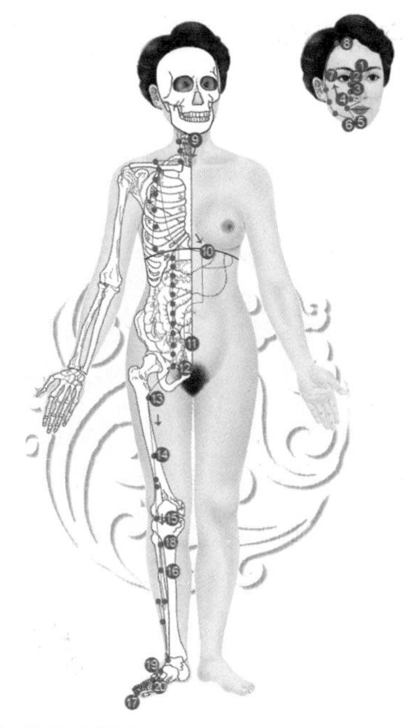

对应经脉 **足阳明胃经**

对应脏腑 **胃**

特别注意 辰时人体的气血流注于胃与胃经，此时养胃是重点。日常生活中对胃经和胃经上的穴位进行刺激，如按摩、刮痧、拔罐等，并注意起居作息，都可达到调理、提高胃功能的作用。

刺激面部胃经的“洗脸法”

位置 面部胃经。足阳明胃经在面部的循行最广泛，上至额，下至颏，中至鼻，旁至两颊，几乎遍布了整个面部。

穴位 **承泣、四白、巨髎、地仓、大迎、颊车**

操作

① 双手摩擦使手心发热，然后捂于面部，做洗脸动作。反复操作数次（图①、图②）。

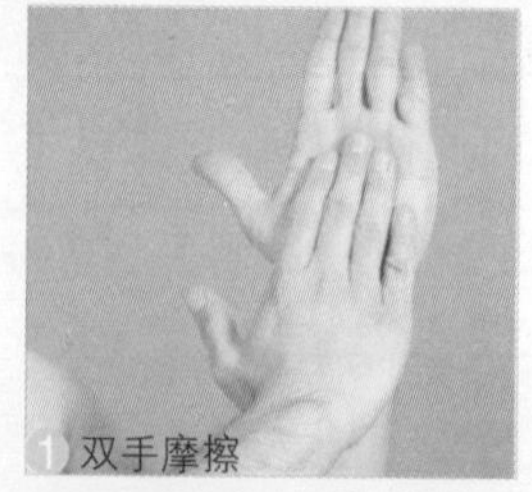
① 双手摩擦

② 重点点揉穴位，如承泣穴、四白穴等，各点揉2~3分钟。

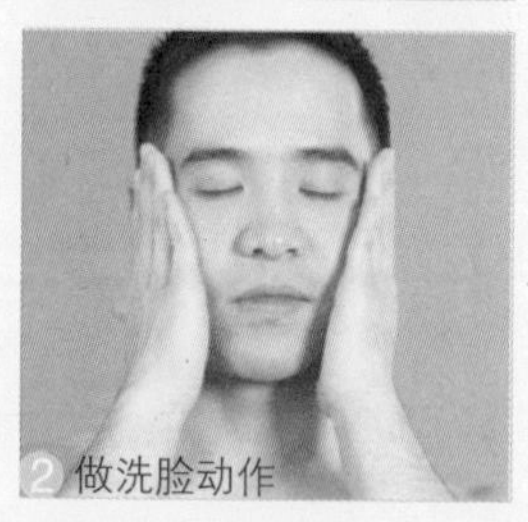
② 做洗脸动作

功效 疏通胃经气血。可以收到很好的美容效果，使面色明显变得红润、有光泽；可以缓解视疲劳的症状，如眼干眼涩、眼异物感、眼皮沉重感、视物模糊、畏光流泪、眼胀痛及眼部充血等。

缓解胃炎的拔罐、刮痧疗法

方法一：拔罐疗法

穴位 中脘、膈俞、胃俞

操作

① 拔腹部的中脘穴、天枢穴（图③）。留罐5~10分钟。

② 拔背部的膈俞（图④）、胃俞。留罐5~10分钟。

功效 具有健脾和胃的功效，可以缓解胃火，坚持刮痧有助于修复胃黏膜。

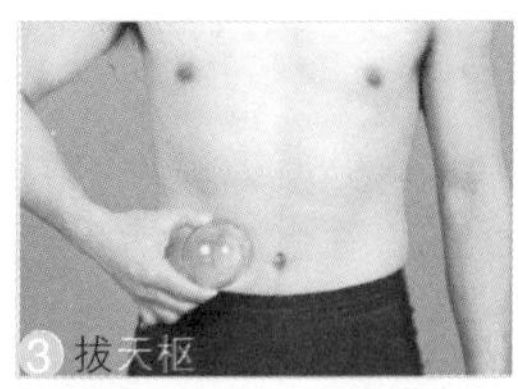

③ 拔天枢

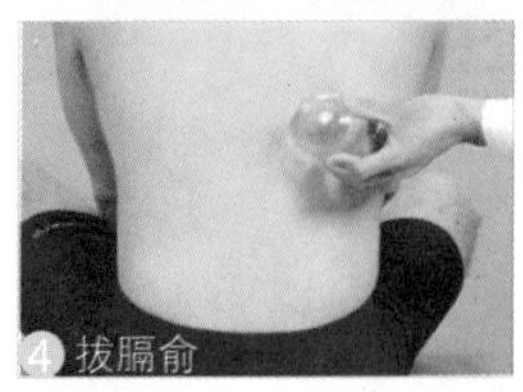

④ 拔膈俞

方法二：刮痧疗法

穴位 ◎背部：脾俞、胃俞、膈俞、肝俞、胆俞、三焦俞、肾俞、气海俞、大肠俞

◎腹部：中脘、天枢

◎下肢部：足三里、阴陵泉

操作

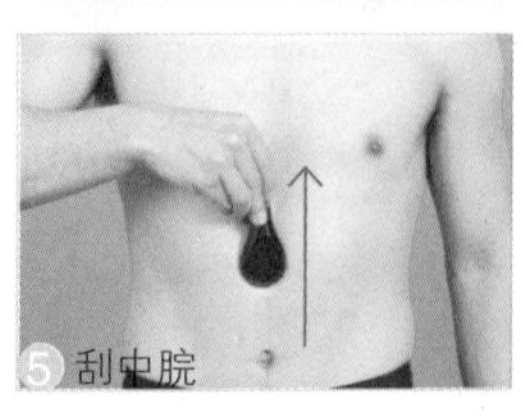

⑤ 刮中脘

取上述部位的穴位用适当力度刮3~7遍，以痧痕均匀出现为度（图⑤）。

吃“合胃”食物

胃是仓廪之官，我们所吃的食物都要经过胃才能被人体消化吸收。但是，胃并不是“酒囊饭袋”，任何食物都能接纳，经常吃一些不合“胃口”的食物会伤胃，引起身体的不适。所以我们在日常饮食中应注意胃的特性，选择饮食，以达到养胃护胃的目的。

辰时养生启示录

- 有胃病的人饭后不宜运动，最好休息一下，等胃部的食物消化差不多了再开始运动。
- 餐后半小时可进行慢步行走，对消化有帮助。
- 三餐都要吃好，早餐必不可少。
- 细嚼慢咽，以减轻胃肠负担。
- 少吃油炸食物，因为这类食物不容易消化，会加重消化道负担。

常见益胃食物推荐

◎小米◎南瓜◎木瓜◎番茄◎洋葱◎蒜◎紫菜◎胡萝卜◎山药◎莲子◎黄豆◎扁豆◎薏米◎香蕉◎红枣◎栗子◎猪瘦肉◎百合◎鸡蛋◎虾皮

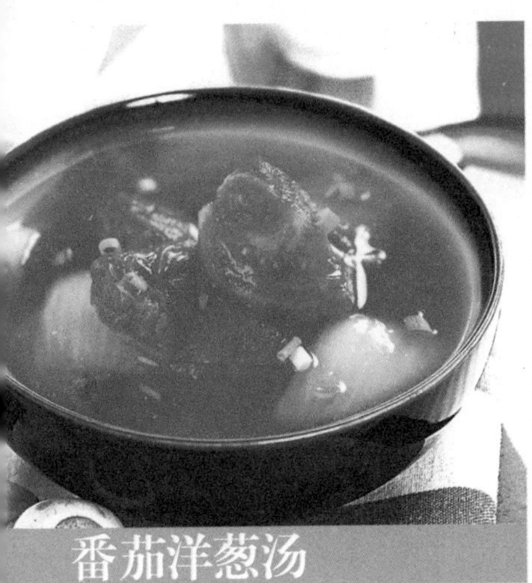

番茄洋葱汤

食补妙方推荐

功效

洋葱有健胃消食、润肠利尿的功效，番茄有生津止渴、健胃消食的作用，此汤可有效改善食欲缺乏等相关症状，经常食用，可令人胃口大开。

材料 番茄2个，洋葱半个，葱1根。

调料 高汤4碗，盐适量。

做法

1. 洋葱去皮洗净切片；番茄洗净，先以热水汆烫去皮，再对半切块；葱洗净切花。
2. 高汤和洋葱片、番茄块一起下锅，煮开后改小火煮30分钟。
3. 加盐调味，撒上葱花即成。

一日三餐很重要

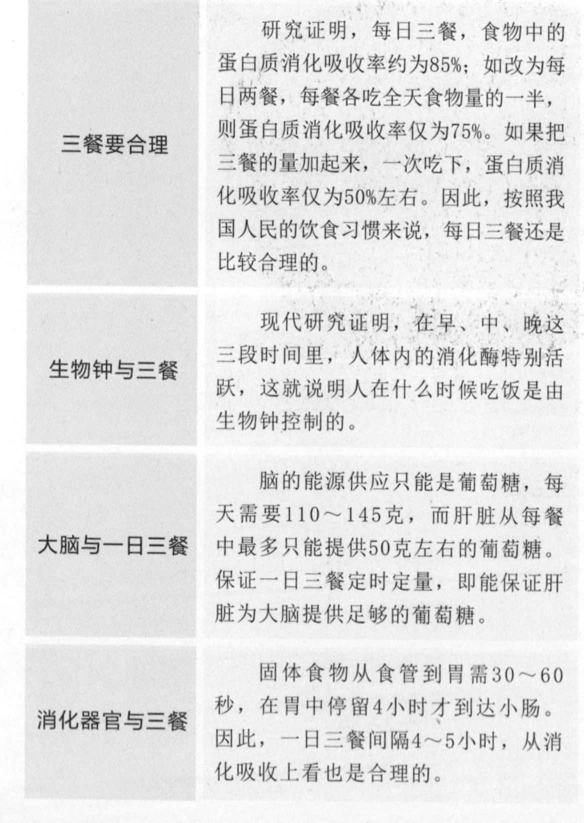

三餐要合理	研究证明，每日三餐，食物中的蛋白质消化吸收率约为85%；如改为每日两餐，每餐各吃全天食物量的一半，则蛋白质消化吸收率仅为75%。如果把三餐的量加起来，一次吃下，蛋白质消化吸收率仅为50%左右。因此，按照我国人民的饮食习惯来说，每日三餐还是比较合理的。
生物钟与三餐	现代研究证明，在早、中、晚这三段时间里，人体内的消化酶特别活跃，这就说明人在什么时候吃饭是由生物钟控制的。
大脑与一日三餐	脑的能源供应只能是葡萄糖，每天需要110～145克，而肝脏从每餐中最多只能提供50克左右的葡萄糖。保证一日三餐定时定量，即能保证肝脏为大脑提供足够的葡萄糖。
消化器官与三餐	固体食物从食管到胃需30～60秒，在胃中停留4小时才到达小肠。因此，一日三餐间隔4～5小时，从消化吸收上看也是合理的。

一日三餐巧安排

早餐吃好

营养专家认为，早餐是一天中最重要的一餐，每天吃一顿好的早餐，可使人长寿。早餐应吃一些营养价值高的食物，如牛奶、豆浆、鸡蛋等，可使人体内的血糖迅速升高到正常或超过正常标准。

午餐吃饱

由于上午人体内热量消耗较大，午后还要继续工作和学习，因此，午餐热量应占每天所需总热量的40%。主食应选择米饭、馒头、面条、大饼等，配以肉、蛋、奶、禽类、豆制品类、海产品、蔬菜类等食物。这样可使体内血糖继续维持在高水平，从而保证下午的工作和学习。

晚餐吃少

晚餐比较接近睡眠时间，不宜吃得太饱。饮食应选择含膳食纤维和碳水化合物多的食物。一般而言，晚上多数人血液循环较差，所以可以选些天然的热性食物来改善此现象，例如辣椒、咖喱、肉桂等皆可。

巳时——养脾经的黄金时刻

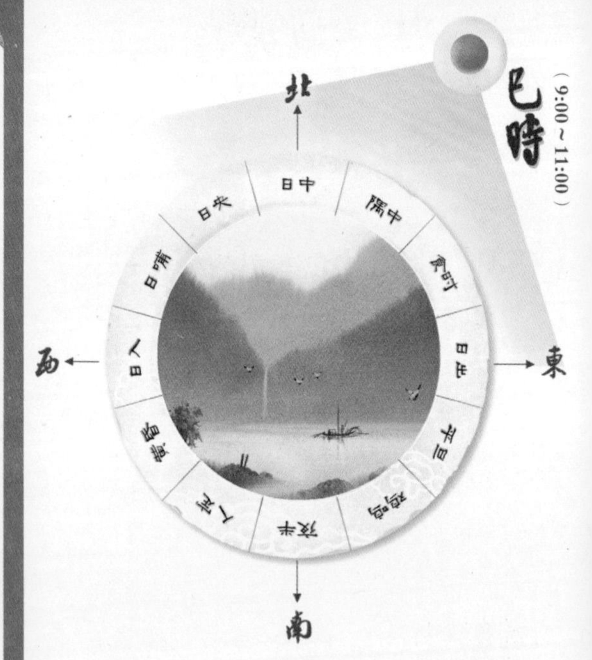

巳时 9:00~11:00

别称 隅中等，指临近中午的时间。

特别注意 此时人体气血流注于脾及脾经，想要养脾，锻炼是必不可少的。

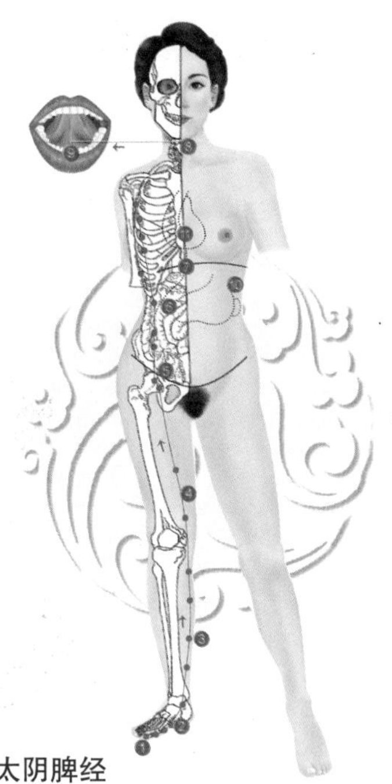

对应经脉 **足太阴脾经**

对应脏腑 **脾**

特别注意 脾的功能失调，人体就会出现各种不适症状。想要养脾，可以通过经穴按摩、针灸、拔罐起到促进气血运行的作用。在饮食上，苦味、甘味的食物对脾也有保健功效。

疏通脾经的腿部捶打法

位置 腿部是脾经的循行部位，主要位于小腿内侧。

穴位 **三阴交、漏谷、地机、阴陵泉、血海、箕门**

操作

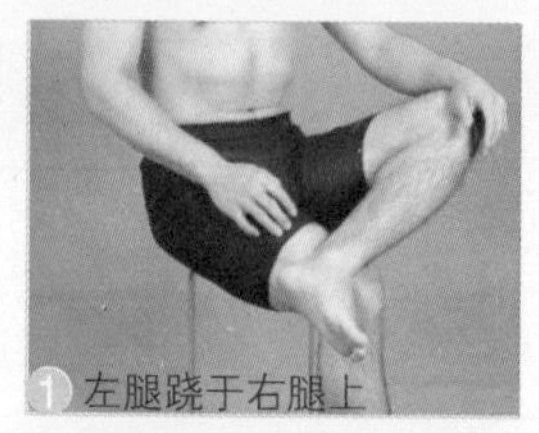

① 左腿跷于右腿上

① 取坐位，左腿跷于右腿之上（将小腿足踝上方置于右膝盖上）（图①）。

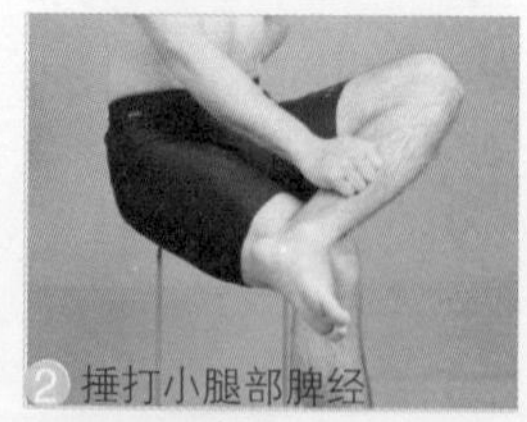

② 捶打小腿部脾经

② 右手握空拳，用适当力度从下向上捶打腿部脾经；在小腿部用掌面捶打（图②），在大腿部用指根部捶打（图③），然后交换右腿，以同样方式捶打。每侧捶打3～5遍，或每侧5分钟。

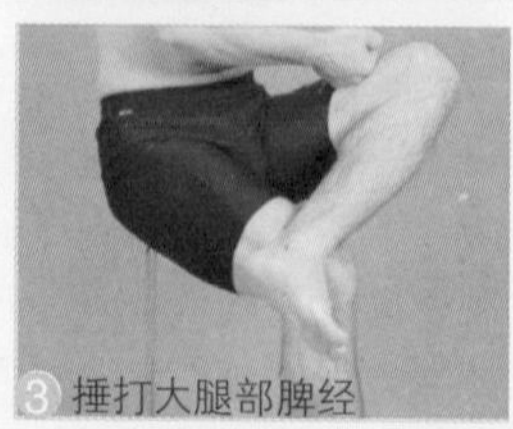

③ 捶打大腿部脾经

③ 在以上列举的穴位处重点捶打。

功效 可以疏通经络、补脾益气。

保健脾经的按摩法

穴位 **漏谷、血海**

操作

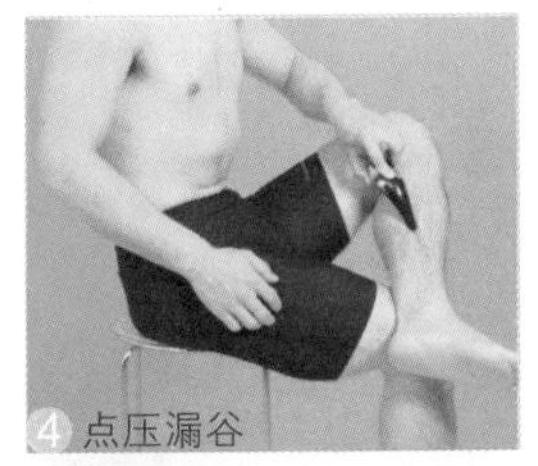

4 点压漏谷

① 在小腿内侧，内踝尖与阴陵泉的连线上，距内踝尖6寸，胫骨内侧缘后方处取漏谷穴点压，以有酸麻感为度（图④）。

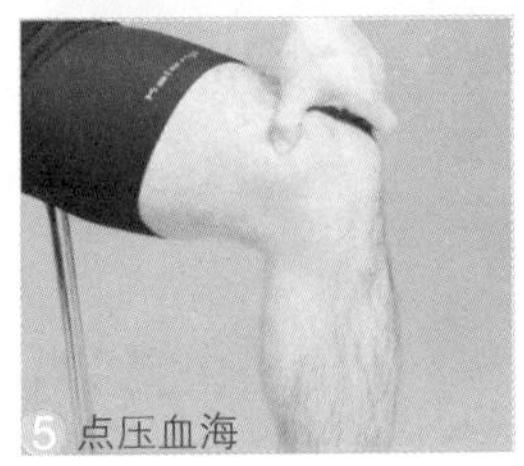

5 点压血海

② 屈膝，在大腿内侧，髌底内侧端上2寸，股四头肌内侧头的隆起处取血海穴，以拇指指尖点压，以有酸麻感为度（图⑤）。

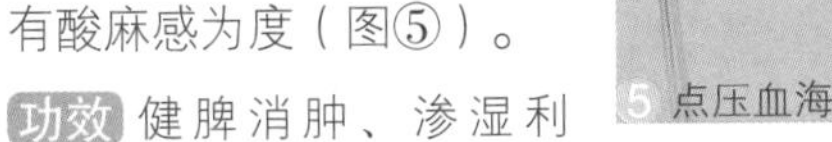

功效 健脾消肿、渗湿利尿，对腹胀、肠鸣、小便不利、遗精、下肢痿痹有缓解作用。

小提示

血海穴可以调配人体的血液，把瘀滞的地方疏散开，其功效相当于足三里穴。只不过足三里穴补气，血海穴调血，但都是增强人体免疫力的大穴。

饮食养生护脾胃

脾脏出现问题，人体的代谢、免疫等功能就会受到影响，所以在日常饮食中尤要注意保护脾胃的运化功能，注意饮食卫生，提倡饮食有节，多吃蔬菜、杂粮。

巳时养生启示录

- 甘温之品最补脾。
- 尽量少吃生冷、辛辣、油炸的食物。
- 要忌烟酒。
- 不要偏食，饮食不要过热过凉，以免损伤脾胃的运化功能。
- 养成良好的饮食习惯，避免暴饮暴食而损伤脾胃。

常见益脾食物推荐

◎黄豆◎猪肉◎栗子◎莲藕◎葵花子◎粳米◎牛肉◎红枣◎柿子◎茯苓糕◎饴糖◎小米◎糯米◎鲫鱼◎黄豆芽◎鳝鱼◎泥鳅◎笋◎薏米◎鸭肫◎鸡肫◎猪肚◎牛肚◎竹笋◎苦瓜

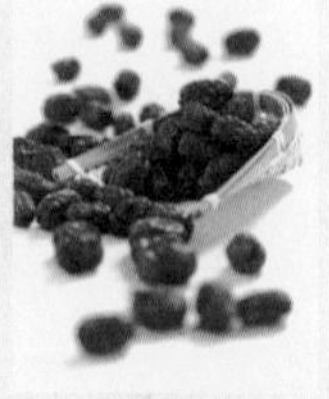

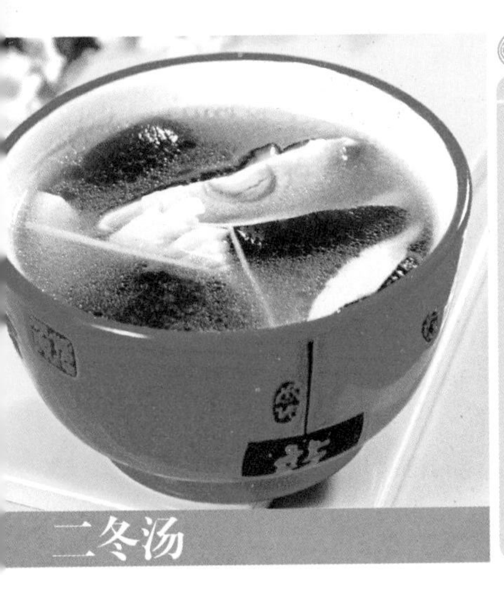

食补妙方推荐

功效

本汤能补中益气、生津止渴、清热利水，对脾胃气虚者有很好的食疗功效。

二冬汤

材料 冬笋片150克，冬菇100克，姜丝适量。

调料 味精、盐、料酒、白糖、酱油、水淀粉各适量。

做法

① 将冬菇洗净，用温水泡好后切成两半；冬笋片汆烫备用。

② 油锅烧至五成热时，放入姜丝炒出香味，再加入清水、盐、味精、料酒、酱油、白糖，5分钟后放冬笋片及冬菇块，小火慢炖10分钟，加水淀粉勾芡即可。

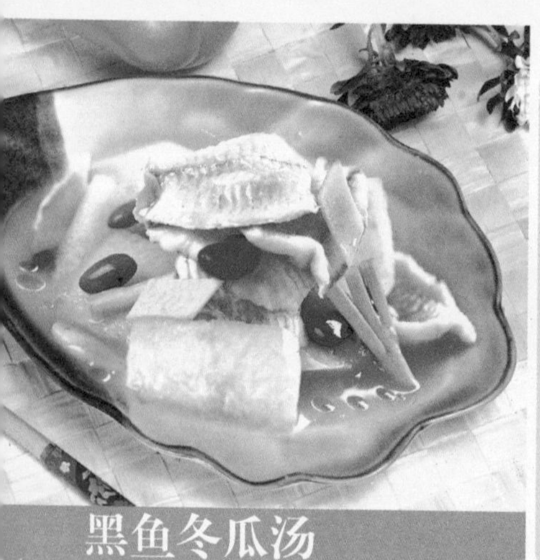

黑鱼冬瓜汤

食补妙方推荐

功效

黑鱼的主要成分有蛋白质、脂肪、糖类、多种维生素、矿物质等。黑鱼除了能做汤、菜以外，还可入药。常吃黑鱼，可滋补强身。

材料 黑鱼（乌鳢）1条，冬瓜300克，红豆50克，小葱1根，老姜1块。

调料 盐、香油各适量。

做法

❶ 黑鱼刮鳞去内脏；冬瓜去瓤，洗净切块；红豆洗净；小葱洗净切段；老姜去皮切片，备用。

❷ 上述食材一同放入汤锅内，加适量水，小火煮至豆酥鱼熟。加盐调味，淋入香油即可。

脾胃虚弱者宜节房事

脾胃虚弱、肾气衰弱者，性生活必须要适度。特别是在夏季，尤其是长夏阴雨连绵的天气里，湿气较重，脾胃易受外邪侵袭，消化力下降。患有脾胃病者，尤其要注意节房事，少过性生活。

脾胃与肾息息相关

脾胃强健，运化力强，精气充足，即可随时补充肾精，使其充足，则性功能旺盛，就好比源泉不竭则水流不止。如果脾胃虚弱，运化力差，不能补充先天之精，肾精亏虚，则会影响到性能力。常患胃疾病，如胃痛、呕吐、泄泻等症，导致脾胃消化功能不好，患者感觉乏力、精神不振、气短心慌，劳动及活动后，患者明显感到体力不支，哪里还谈得上性生活呢？即使勉强为之，也容易出现虚脱现象。

过量饮酒易致阳虚

饮食失调、过量饮酒以及大病久病之后，脾胃虚弱，常可导致性功能障碍。特别是大量饮用烈性酒导致阳虚者屡见不鲜。

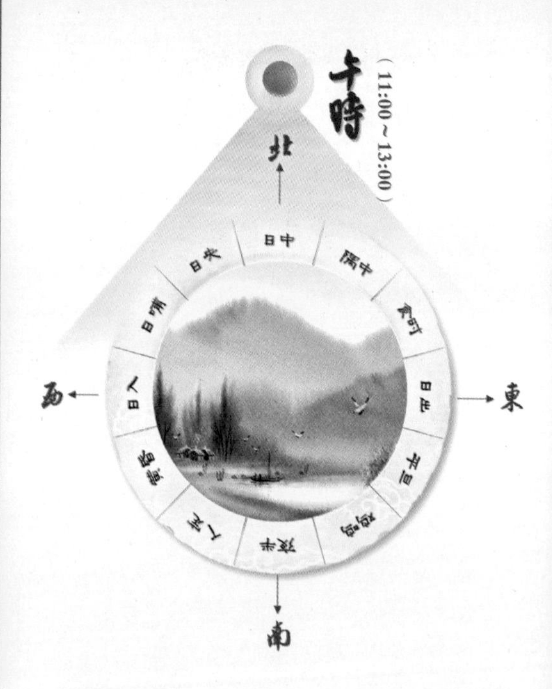

午时 11:00～13:00

别称 日中、中午等，是指太阳正当头的时间。

特别注意 此时人的气血最旺，吃过午饭后，一定要休息片刻。

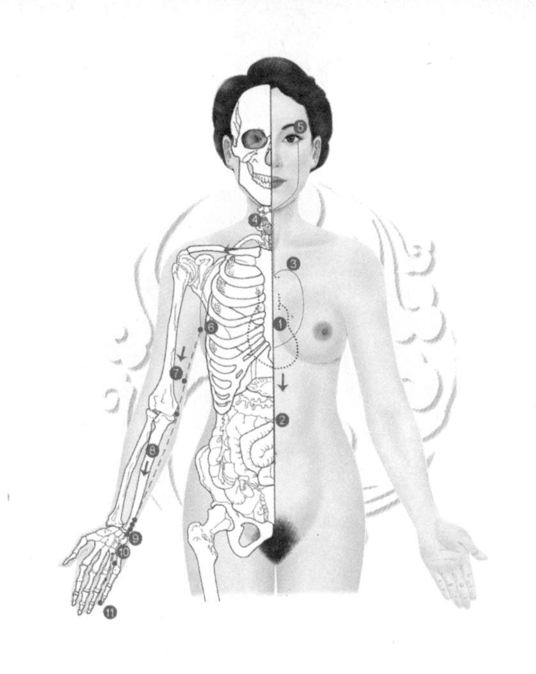

对应经脉 手少阴心经

对应脏腑 心

特别注意 午时最大的气血流到心所属的经络——心经，此时正是心经“当班”，睡午觉是最高明的养生智慧。除此之外，养心的方法还有很多，如对心经上的穴位及心经进行按摩，改善日常起居、饮食等。

调养心经的按摩方法

穴位 极泉、青灵、少海、灵道、通里、阴郄、神门

操作

❶ 取站位或坐位，左肘弯曲约成90°，手心朝向内置于右侧腰部（图①）。

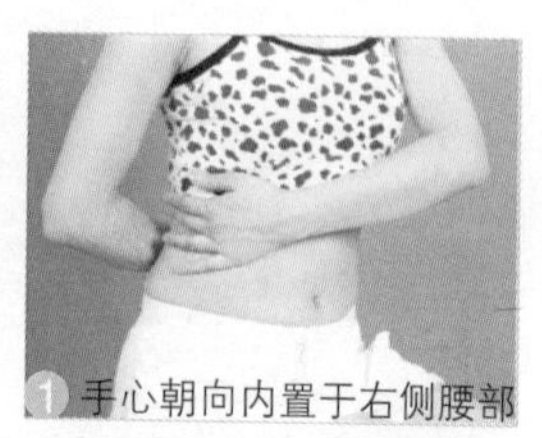
① 手心朝向内置于右侧腰部

❷ 右手从左臂外绕到左臂外上侧，半握左臂，自上到下捻压；随着右手位置的移动，左手逐渐向下、向身体前移动，直到右手捻压至左手手腕（神门穴）穴位处点压（图②、图③）。

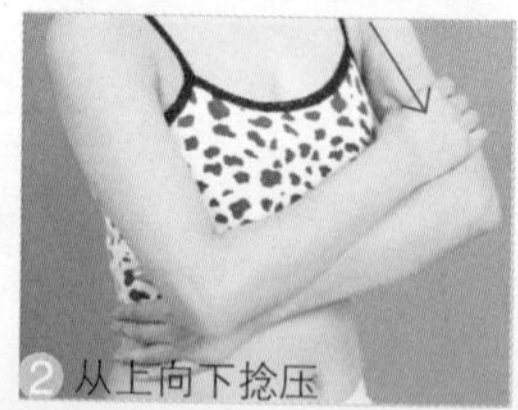
② 从上向下捻压

❸ 交换手臂，同样姿势手法操作。重复操作4次，时间约5分钟。

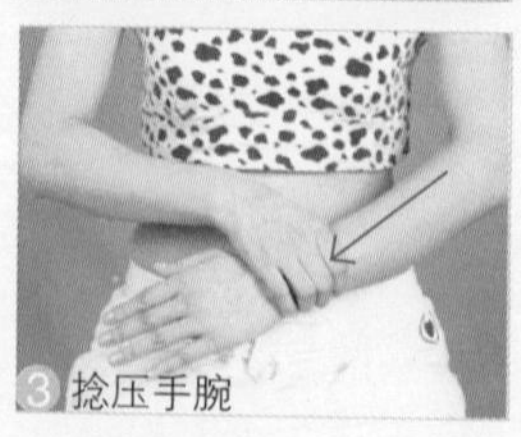
③ 捻压手腕

功效 疏通心经、缓解紧张情绪。经常对心经循经进行按揉可以放松精神、保持心情平静，同时还能够放松上臂肌肉、疏通心经的经气。

改善心悸的刮痧疗法

穴位 厥阴俞、心俞、膻中、内关、神门、通里、三阴交

操作

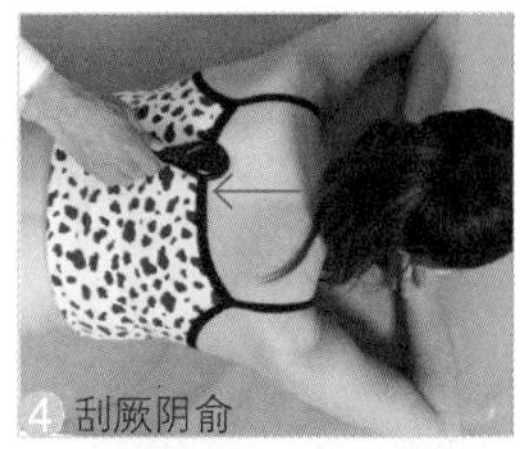

④ 刮厥阴俞

1. 刮厥阴俞（图④）、心俞，至出现痧痕为止。
2. 刮膻中穴（图⑤），至出现痧痕为止。
3. 刮内关穴、神门穴、通里穴。
4. 刮三阴交穴。

功效 养心安神。

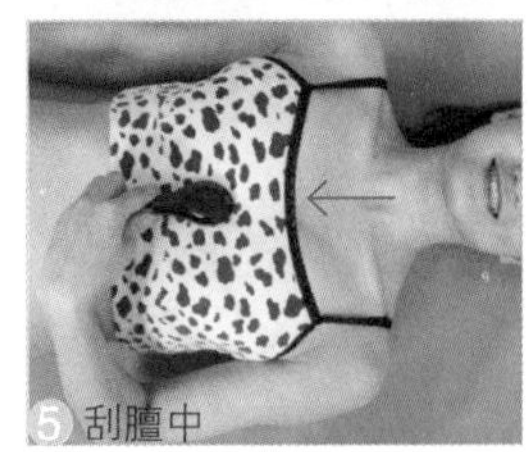

⑤ 刮膻中

小提示

心悸是指患者自觉心中悸动，甚则不能自主的一类症状。临床表现为患者自觉心脏搏动异常、忐忑不安、神情紧张、心跳或快速或缓慢、不明原由地心跳不宁，症状呈阵发性或持续性。常伴胸闷、头晕、乏力、心烦等症状。老年患者可伴胸部阵痛、气短，甚则汗出、肢冷，严重者会晕厥或猝死。

养心宜多吃苦味食物

中医认为，心属火，在饮食养生方面，要少吃热性的食物，多吃酸味食物。酸味的食物尤其有助于养心，不仅可以助消化，还有防癌、抗衰老、降血压、软化血管等功效。

午时养心启示录

● 心脏饮食养生保健的基本原则就是以清淡饮食为主，忌食肥腻厚味之食或暴饮暴食。

● 平时应戒烟酒，此二物均为热物，有生火助热的弊端，对养心保健无益。

● 避免食用辛辣性食物。

● 养心安神药物益于心。

● 可多吃苦味类蔬菜，有清心明目、清热、泄火的作用。

常见益心食物推荐

◎山楂◎鸡肉◎禽蛋◎绿豆◎扁豆◎百合◎绿茶◎冬瓜◎丝瓜◎荷叶◎黄瓜◎西瓜◎莲子◎菱角◎玉米◎葡萄◎桃子◎杏◎枇杷◎杨梅◎草莓◎椰子◎菊花茶◎燕麦◎糙米◎洋葱◎蘑菇◎茄子◎苦瓜◎番茄

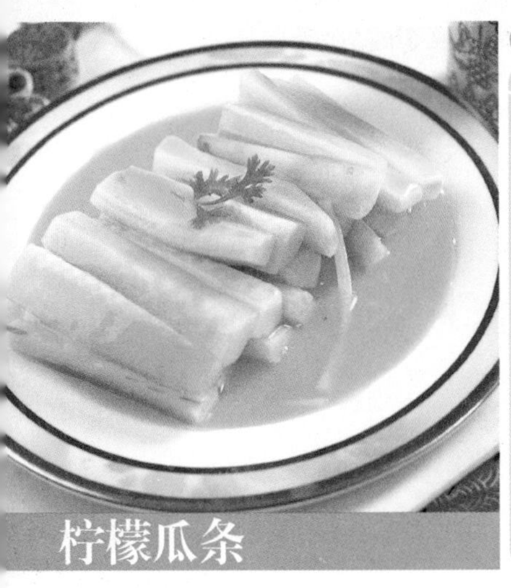

柠檬瓜条

食补妙方推荐

功效

黄瓜是深受大家喜爱的蔬菜，具有美容功效，中医提醒人们，黄瓜对心脏的养护有着较好的功效，可作为心脏病患者的理想食材。

材料 鲜嫩小黄瓜2根，罗勒叶适量。

调料 柠檬汁3大匙，白糖1大匙，盐少许。

做法

❶ 黄瓜洗净，削去皮、瓤后切成瓜条，撒盐腌一会儿。

❷ 将柠檬汁、白糖同放一小碗中搅匀，待糖溶化后即成腌拌瓜条的料汁。

❸ 黄瓜条取出后洗去盐分，沥干水分后放入盘中，将料汁倒入调味，撒罗勒叶即可。

营造好环境助养心

忌高温

从2001年起，雅典大学的研究人员收集了全希腊70岁以上所有心脏病患者的病例，对其中3126例死亡病例进行分析后发现，潮湿、高温的环境是导致心脏病发作的关键因素之一，且环境越潮湿、气温越高，心脏病发病及死亡风险就越大。所以，高温是心脏的大敌。

宜居室内焚香

居室内焚香可清洁辟秽、杀虫解毒，还可清心怡情。学习工作时点燃一支卫生香，则有清心开窍、活跃思维、振奋精神的功效。但室内焚香不宜过多，特别是通风不良或有患者在卧的房间。

宜绿色环境

绿色环境可以使人心情宁静，心跳和缓。

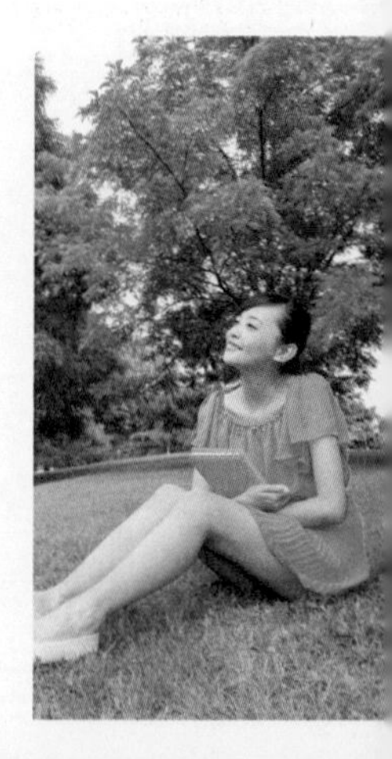

● 绿色环境利于养心经。

午时睡觉防衰老

有午睡习惯的人不容易老，这就是中国人比同年龄的西方人显得年轻的原因。西方人不知午睡的妙用，所以到了下午，他们就猛喝咖啡。追究其因，就是因为没有午睡习惯而不得不靠咖啡提神。

午睡有禁忌

忌午睡时间过长

午睡时间以0.5～1小时为宜，睡多了会进入深度睡眠状态，醒来后会感到很不舒服。

忌随遇而安乱午睡

午睡不能随随便便地在走廊下、树荫下、草地上、水泥地面上就地躺下即睡，也不要在穿堂风或风口处午睡。因为人在睡眠中体温调节中枢功能减退，轻则醒后身体不适，重则受凉感冒。

忌坐着或趴着打盹

不少人由于条件限制，坐着或趴在桌沿上睡午觉，长此以往会形成坐着或趴着午睡的习惯，这样极不利于身体健康。趴在桌沿上午睡会压迫胸部，影响呼吸，使手臂发麻，更达不到使身体得到调整休息的目的。

未时——养小肠经的黄金时刻

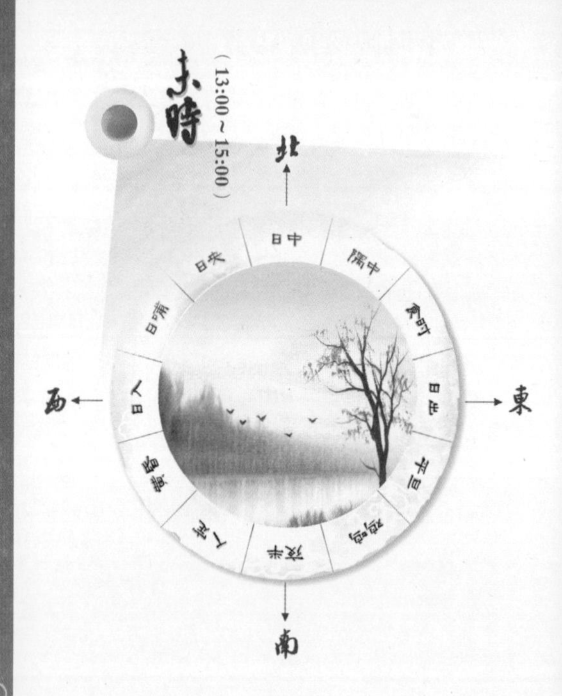

未时 13:00～15:00

别称 日跌、日央等，指太阳偏西的时间。

特别注意 此时是小肠最活跃的时候，消化吸收过程非常重要。

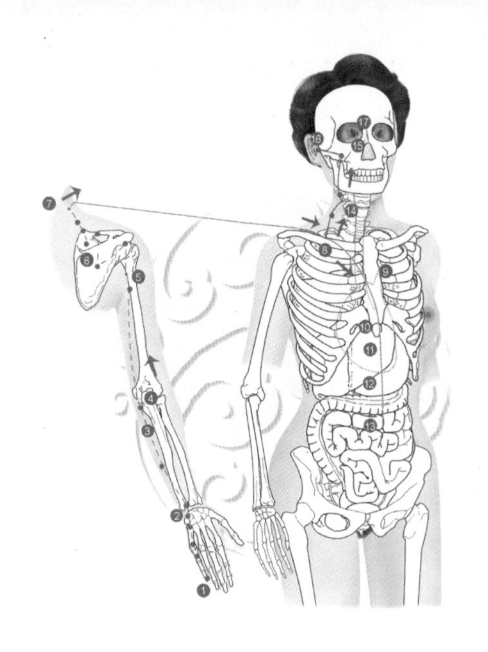

对应经脉 手太阳小肠经

对应脏腑 小肠

特别注意 对小肠经及小肠的调养并不是只有等到未时才能进行，平时也可通过按摩、刮痧等方式对小肠经进行刺激，以改善小肠功能，还可以采取食疗直接提高小肠经气。

养护小肠，营养是关键

未时小肠经当令，此时是保养小肠的最佳时段。小肠的主要功能是消化吸收，人体对营养的吸收离不开小肠。胃肠道病变和营养不良是互为因果的关系，长期营养不良，会导致继发性吸收功能降低，对全身营养吸收有不良影响。所以养护小肠要保证营养的全面、均衡、充足，尤其是午餐。

未时养生启示录

- 三餐定时定量。三餐无规律，会打乱小肠的节律，出现肠道功能紊乱。
- 保证营养的全面、均衡。
- 要使小肠安，烟酒要少沾。
- 健脾消食有助于减轻小肠负担。
- 细嚼慢咽，可以减轻胃肠负担。

常见益小肠食物推荐

◎薏米◎扁豆◎大麦◎玉米◎芡实
◎小米◎山药◎羊肉◎螃蟹◎猪肉
◎泥鳅◎香菇◎平菇◎木瓜

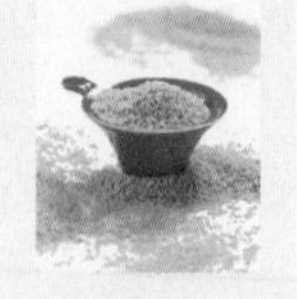

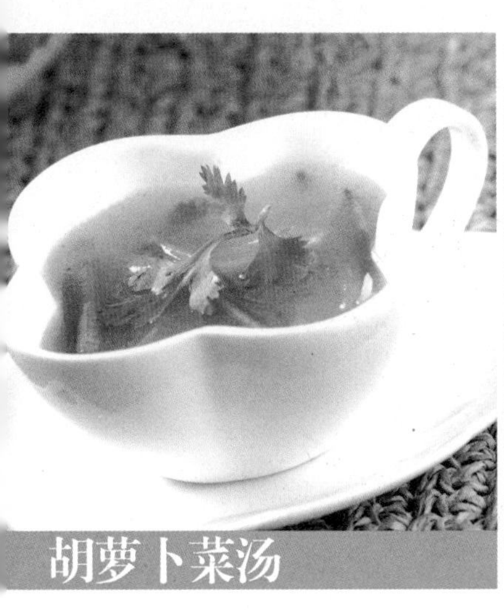

胡萝卜菜汤

功效

胡萝卜能增强人体免疫力，有抗癌作用，并可减轻癌症患者的化疗反应，对人体许多脏器有滋润及保护作用。

材料 胡萝卜1根，洋葱40克，香菜50克，香芹100克。

调料 鲜汤适量，盐、味精、胡椒粉、香油各少许。

做法

① 将胡萝卜、洋葱、香芹洗净切丝，放入锅内氽烫。

② 将所有蔬菜捞出，再放入锅内，加入鲜汤煮沸，再加入盐、味精、胡椒粉调味，撒入香菜、滴香油即成。

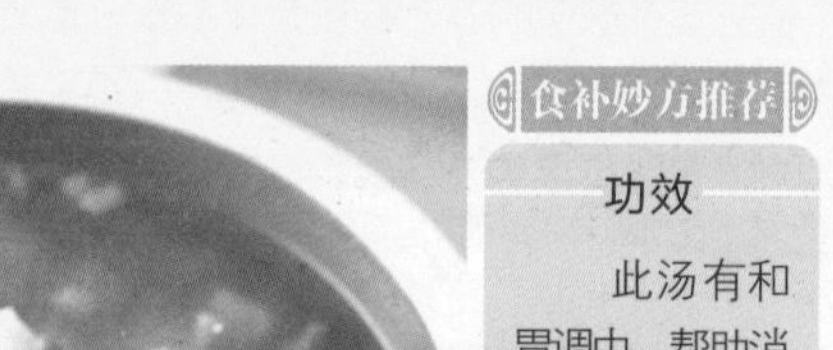

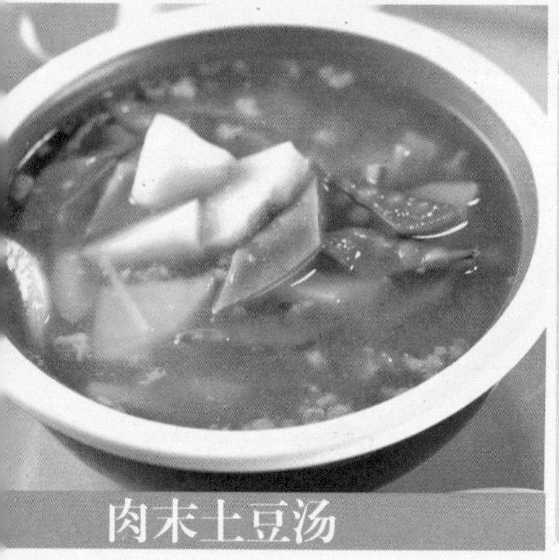

肉末土豆汤

功效

此汤有和胃调中、帮助消化的功效。常吃可以辅助治疗消化不良、习惯性便秘、神疲乏力、慢性胃病、关节疼痛、皮肤湿疹等症。

材料 猪肉200克，土豆100克，荷兰豆段50克，洋葱末30克，姜丝少许。

调料 盐少许，料酒、鸡精、油各适量。

做法

❶ 猪肉洗净切末；土豆洗净去皮，切块。

❷ 油锅烧热，依次下洋葱末、姜丝、猪肉末、料酒翻炒片刻，然后倒入适量清水，加土豆块、盐、鸡精煮至土豆块断生，下入荷兰豆块煮15分钟即可。

未时需防晒

未时对应时间是13:00～15:00，正是光照最强的时间，此时一定要注意防晒，尤其是在夏季。长期从事室内工作的人，如果突然在烈日下暴晒，容易患皮肤病。因此，未时需要防晒，如果此时段必须要外出，最好打太阳伞或戴遮阳帽。

未时宜多补充水分

未时气温比较高，体内水分消耗较多，此时应积极补充水分。尤其是老年人，口渴反应比较迟钝，即使不渴时也应适当喝水以防血液浓缩，导致血栓，诱发脑卒中。

注意环境温度，预防脑卒中

夏季，一天中未时气温最高，人们常躲在空调屋里纳凉。经常吹空调对身体不利，尤其是患有心血管病的中老年人，最好不要使用空调。若使用空调，室内与室外温差不应超过7℃。如果室内空调温度调得太低，频繁出入房间，忽冷忽热，易导致脑部血液循环障碍而发生脑卒中。

申时——养膀胱经的黄金时刻

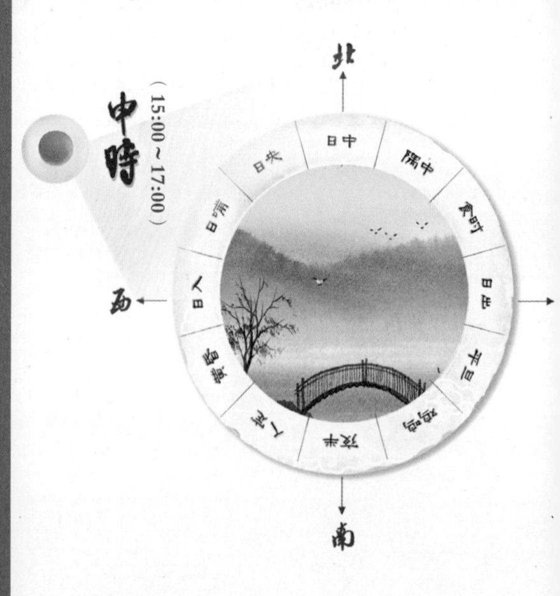

申时 15:00 ~ 17:00

别称 日铺、夕食等，指太阳西行的时间。

特别注意 此时，身体气血流注于膀胱经，津液代谢转化为尿液，所以要合理饮水。

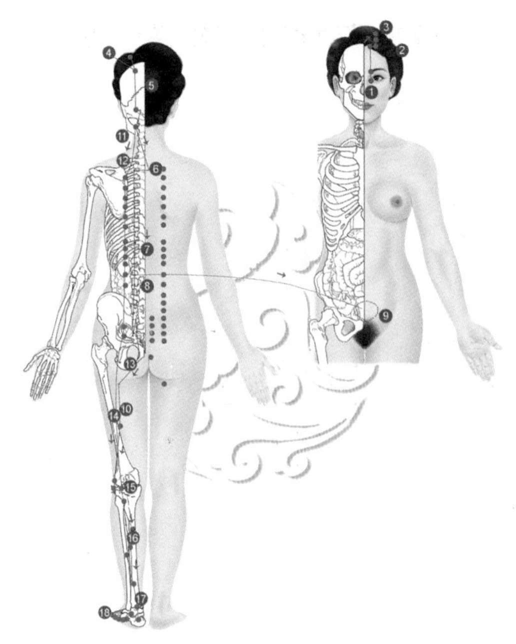

对应经脉 **足太阳膀胱经**

对应脏腑 **膀胱**

特别注意 申时是调养膀胱经的最佳时刻，膀胱经畅通，则膀胱功能会得到提高。此时既要合理地饮水，又不要饮水太多，以免增加膀胱的负担。此外，良性刺激、日常饮食和起居保养也可改善膀胱病症。

疏通膀胱经的经络敲打法

位置 背部及下肢膀胱经。

穴位 **膀胱俞、心俞、肝俞、肾俞、三焦俞、委中、合阳、承筋**

操作

① 右手持小木槌，举手从同侧或对侧伸向背后，在背部的膀胱经上进行敲打。然后换左手操作，手法同上。力度以觉得舒服为度（图①）。

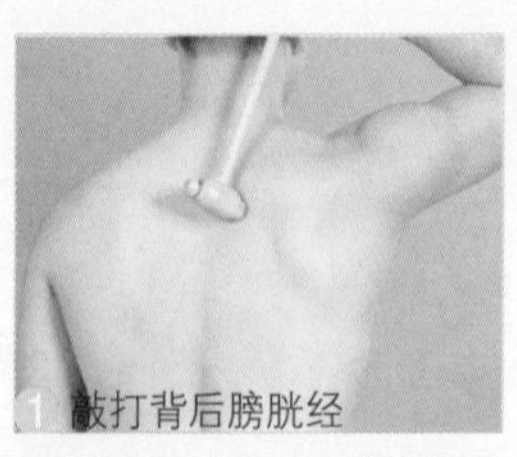
1 敲打背后膀胱经

② 手到背后从下向上敲打膀胱经（图②）。

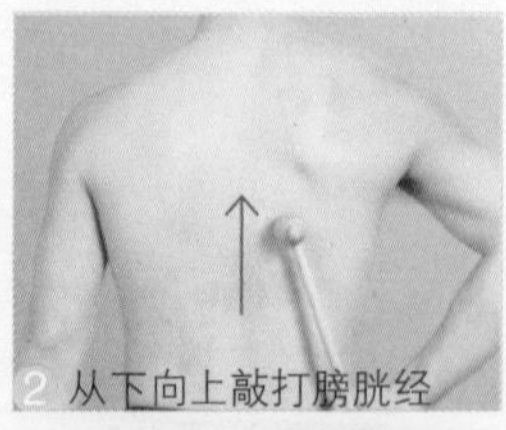
2 从下向上敲打膀胱经

③ 将小木槌从身后自下向上敲打下肢膀胱经。一侧完了，交换手，然后敲另一侧（图③）。

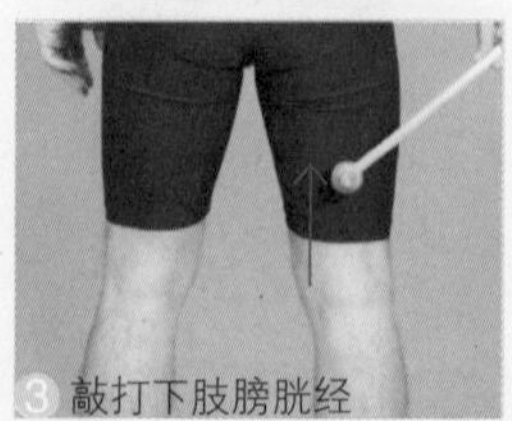
3 敲打下肢膀胱经

功效 有助于疏通膀胱经气血。

缓解血尿的刮痧疗法

穴位 大椎、大杼、膏肓、神堂、肾俞、关元、气海、足三里、太溪、三阴交

操作

① **背部：** 刮大椎穴、大杼穴、膏肓穴、神堂穴、肾俞穴，至出现痧痕为止（图④、图⑤）。

② **腹部：** 刮关元穴、气海穴，至出现痧痕为止。

③ **下肢部：** 刮足三里穴、太溪穴、三阴交穴（图⑥）。

功效 补肾、益气、利尿。

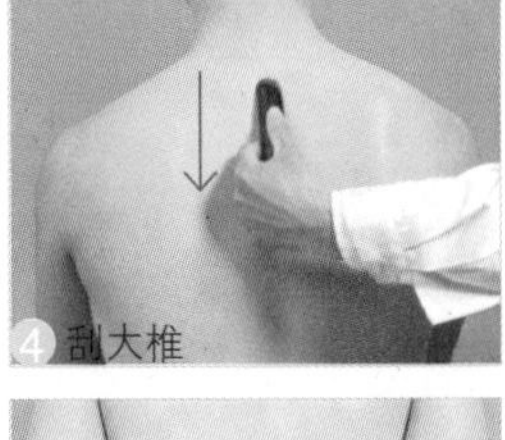

④ 刮大椎

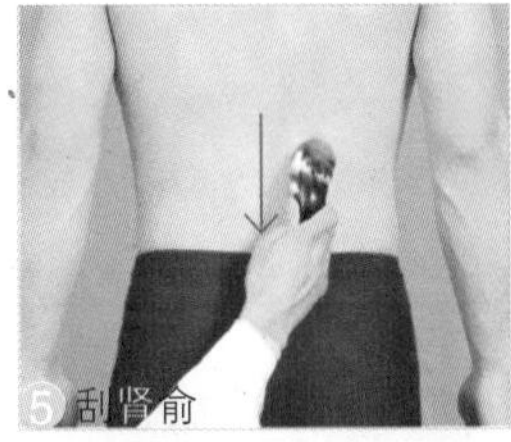

⑤ 刮肾俞

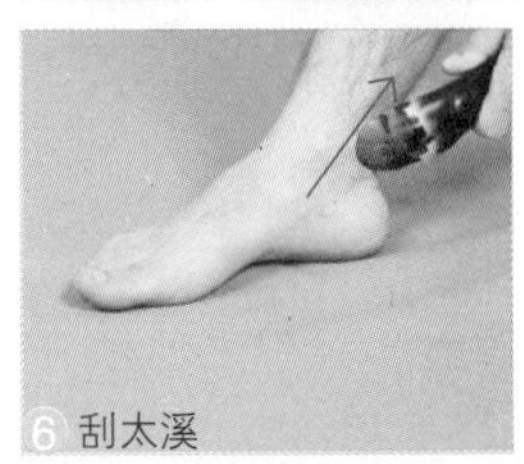

⑥ 刮太溪

小提示

血尿是指尿液中红细胞异常增多的病症。轻者仅在显微镜下发现红细胞增多，称镜下血尿。重者尿液呈洗肉水样，或混有血凝块，称肉样血尿。

申时宜吃利水食物

膀胱的生理功能主要是储存和排泄尿液，在膀胱经气最旺的申时，适当进食具有利水作用的食物，以保持体内的水液平衡，促进体内代谢产物的排泄，对膀胱起到冲洗作用，从而保证人体的健康，预防泌尿系统疾病。

申时养生启示录

- 多吃流质食物，多喝水，利于护养膀胱经。
- 咖啡虽好，不利膀胱。
- 要忌食酸辣刺激性食物。
- 少吃咸食利膀胱。
- 利湿果蔬宜多食。

常见益膀胱食物推荐

◎芦笋◎豆芽◎核桃◎黑芝麻◎小米◎玉米◎西瓜子◎葵花子◎松子◎花生◎猪肉◎鸭肉◎鹌鹑肉◎牡蛎◎海螺◎泥鳅◎鱼◎虾◎冬瓜◎蘑菇◎红豆◎绿豆◎南瓜子

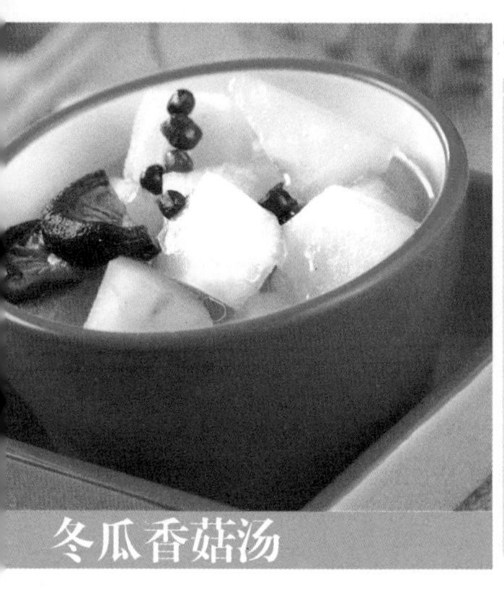

冬瓜香菇汤

食补妙方推荐

功效

此汤具有清热利湿的功效。红豆和冬瓜是清热利湿的佳品，经常食用，可以促进膀胱水液代谢，同时还有预防肥胖、美容的效果。

材料 冬瓜500克，红豆30克，香菇、葱各少许。

调料 盐1小匙，味精半小匙。

做法

❶ 冬瓜洗净切块，香菇洗净切片，红豆洗净浸透，葱切花。

❷ 取瓦煲一个，加水煮开，放入冬瓜块、香菇片、洗净浸透的红豆，用中火煲1.5小时。

❸ 加入盐、味精调味，撒入葱花即可出锅。

喝水养生时刻表

6:30	经过一整夜的睡眠，身体开始缺水，起床后先喝250毫升的水，可帮助肾脏及肝脏解毒。
8:30	清晨从起床到到达办公室的过程，时间总是特别紧凑，情绪也较紧张，身体无形中会出现脱水现象，所以到了办公室后，别急着泡咖啡，先喝一杯至少250毫升的水。
11:00	在空调房间工作一段时间后，一定要趁起身活动的时候，给自己倒一天里的第三杯水，以补充流失的水分。喝水还有助于放松紧张的工作情绪。
12:50	用完午餐半小时后，喝一些水，可以增强身体的消化功能。不仅对健康有益，也能保持身材。
15:00	以一杯健康矿泉水代替下午茶与咖啡等提神饮料。再喝上一大杯白开水，除了补充在空调房间里流失的水分之外，还能让头脑清醒，也有利于膀胱排出体内代谢的产物。
17:30	下班离开办公室前，再喝一杯水，可以增加饱足感，等到吃晚餐时，自然不会暴饮暴食。

（续表）

22:00	睡前1小时左右再喝一杯水。至此，全天已摄取2000毫升水量了。不过，别一口气喝水太多，以免夜里频频上洗手间而影响睡眠质量。

不能喝的水有哪些

老化水	老化水俗称“死水”，也就是长时间储存不动的水（存放3天以上的水就是死水）。
千滚水	千滚水就是在炉上沸腾了一夜或很长时间的水，还有电热水器中反复煮沸的水。
蒸锅水	蒸锅水就是蒸馒头等食物剩下的锅水，特别是经过多次反复使用的蒸锅水，其亚硝酸盐的浓度很高。
不开的水	人们饮用的自来水，都是经含氯制剂消毒灭菌处理过的，这样的水要烧沸3分钟才能饮用。因为常喝没有彻底烧开的自来水对身体健康是非常不利的。
重新煮开的水	因为水烧了又烧，使水分再次蒸发，亚硝酸盐浓度会升高，常喝这种水，亚硝酸盐会在体内积聚，引起中毒。

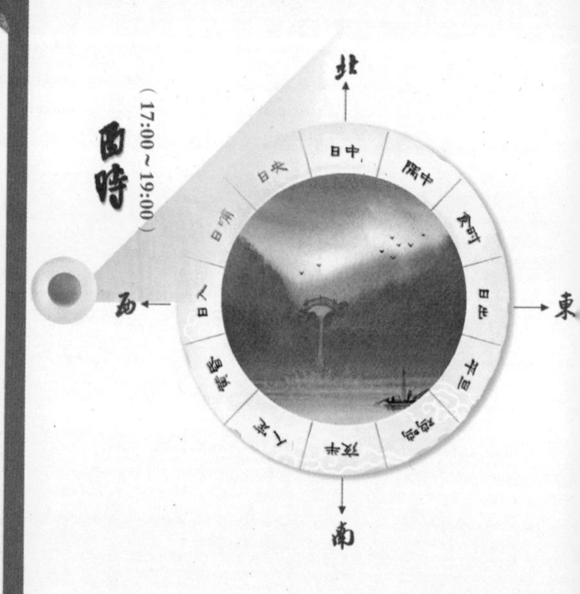

酉时 17:00～19:00

别称 日入、日落、日沉、傍晚等，指太阳落山的时间。

特别注意 此时是人体元气最集中的时刻，所以一定要补元气，藏肾精。

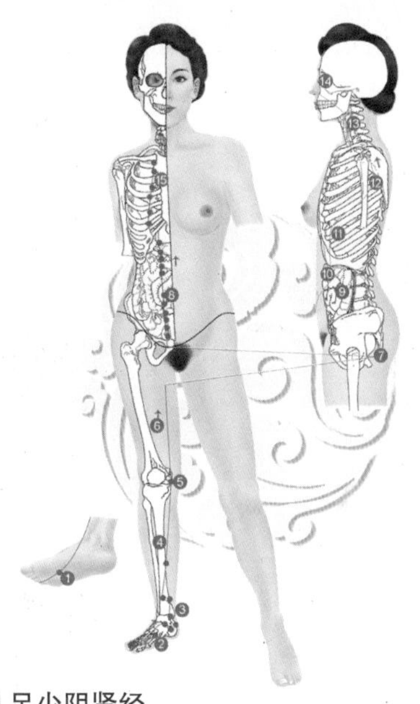

对应经脉 足少阴肾经

对应脏腑 肾

特别注意 酉时人体的气血流注于肾与肾经，此时是调养肾经、养肾的最佳时间。肾藏精，主生殖和生长发育，为“先天之本”，平时可多学习些调养方法，如按摩、刮痧、拔罐、食疗等，帮助提高健康指数。

保健肾经的经络捶打法

位置 腿部、足部肾经。

穴位 **涌泉、然谷、太溪、大钟、水泉、照海、复溜、交信、筑宾等穴位**

操作

❶ 取坐位，左腿跷于右腿之上（图①）。

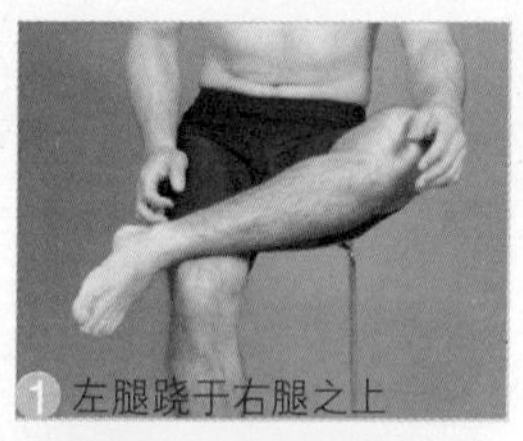
① 左腿跷于右腿之上

❷ 右手握空拳，用适当力度从下向上捶打腿部肾经。在小腿部用拳面捶打，在大腿部用拳背部捶打，右腿以同样方式捶打。每侧捶打3～5遍或每侧5分钟（图②）。

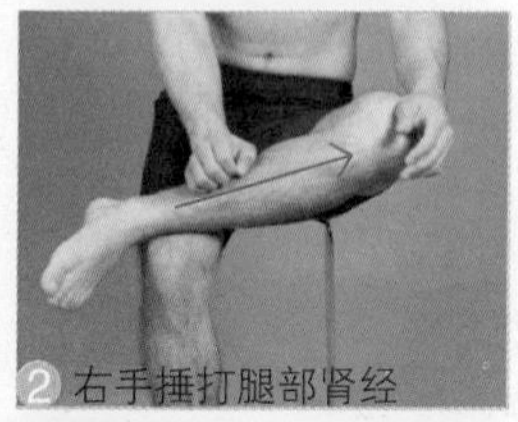
② 右手捶打腿部肾经

❸ 在穴位处握拳重点捶打（图③）。

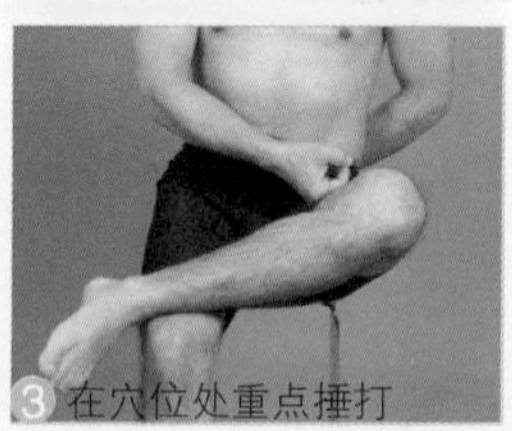
③ 在穴位处重点捶打

功效 可以疏通经络，补肾强身，长期坚持可延缓衰老。

缓解腰痛的刮痧疗法

位置 腰部。

穴位 **以肾经穴位为主。太溪、肾俞、命门、腰阳关、神庭、水沟、大椎、大杼、膏肓、夹脊、养老、委中、飞扬等穴位**

操作

① **头面部：** 刮神庭穴、水沟穴，以皮肤潮红为度。

② **背部：** 刮大椎穴、大杼穴、膏肓穴、夹脊穴、肾俞、命门穴、腰阳关穴，从上到下，直至出现痧痕为止。

③ **上肢部：** 刮养老穴，至出现痧痕为止（图④）。

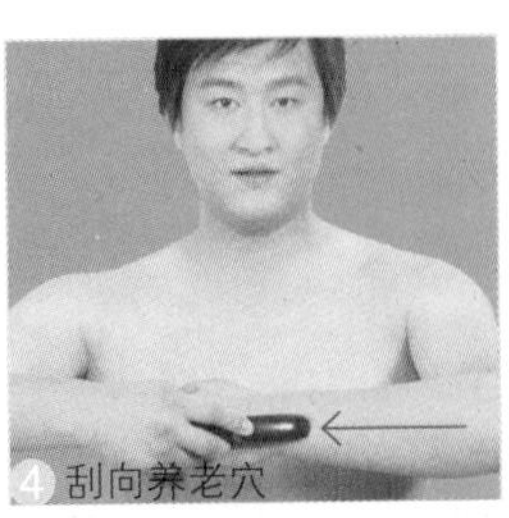

4 刮向养老穴

④ **下肢部：** 刮委中穴、太溪穴（图⑤）、飞扬穴，至出现痧痕为止。每日1次，10次为1疗程。

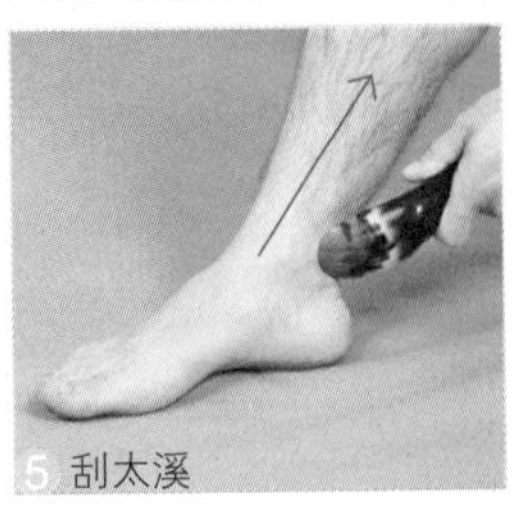

5 刮太溪

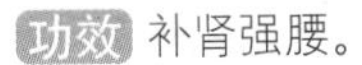

功效 补肾强腰。

酉时宜吃补肾利肾食物

酉时多为晚饭时间，此时补肾饮食宜选择利肾的高蛋白、高维生素、低脂肪、低胆固醇、低盐等食物。另外，还可以适当服用一些具有补肾填精的药物。

酉时养生启示录

- 咸味的食物符合肾的特性。
- 养肾在饮食上宜营养丰富。
- 多食利尿食物有助于护肾。
- 养肾应少肥甘、远辛辣。
- 多吃黑色的食品，对肾脏非常有益。

常见益肾食物推荐

◎鱼◎海参◎萝卜◎白菜◎洋葱◎土豆◎红薯◎黄豆◎番茄◎香椿◎慈菇◎莲藕◎黑芝麻◎橘子◎芦柑◎牛奶◎花生米◎黑枣◎桃子◎葱◎猪肉◎栗子◎猪腰◎牡蛎◎羊腰◎牛腰◎黑豆◎紫菜◎鹌鹑◎黑木耳◎苦瓜◎酒（黄酒、葡萄酒）

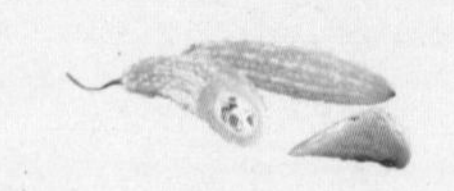

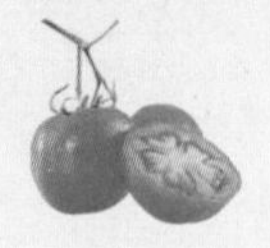

食补妙方推荐

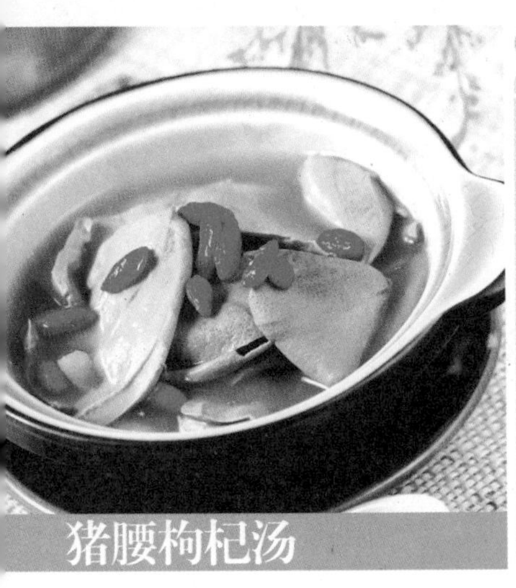

猪腰枸杞汤

功效

枸杞子对滋补肝肾具有非常强的功效。猪腰也是很好的滋补肝肾的食材，此汤还具有益精明目、活血养血之功效。

材料 猪腰2个，枸杞子30克。

调料 盐、醋各适量。

做法

1. 将猪腰用清水洗净，去筋、膜，切片；枸杞子洗净。
2. 把猪腰片和枸杞子一起放进锅中，加适量清水，先用大火煮沸，后改小火慢煮，煮约40分钟即可。
3. 汤煮好后，按自己的口味加入盐、醋调味，即可食用。

养肾起居要点总结

晨起喝一杯淡盐水

每天早晨起床后在一杯约300毫升的温水中，放入0.5克盐，空腹喝下。中医认为，酸、苦、甘、辛、咸五味与五脏是一一对应的，味道不同，起到的作用就不一样。而理论上讲“咸味入肾”，晨起喝一杯淡淡的盐水，能起到很好的补肾作用。但是，切记不要放太多盐。

酉时锻炼腰部

“腰为肾之府”，所以运动以健腰为先。每天做24个仰卧起坐，能达到锻炼腰部的目的。按摩腰部肾区也是不错的办法。

睡前按摩足底的涌泉穴

中医认为，涌泉穴直通肾经，足底的涌泉穴是浊气下降的地方。经常按摩涌泉穴，可益精补肾、强身健体、防止早衰，并能舒肝明目、促进睡眠，对肾亏引起的眩晕、失眠、耳鸣、咯血、鼻塞、头痛等症状有一定的疗效。

切不可纵欲无度

性欲是一切动物正常的生理功能。正常而有节制的性生活，不仅对身体无害，而且能使人心情愉快、情怡欢畅，有利于调神摄生。但是，如果不加节制，纵欲无度，则会心身俱劳、耗竭阴精、扰乱元神、损害健康。

测测你的肾气是否足

◎如果平时常出现口干舌燥、失眠盗汗，甚至尿频、腰膝酸软等问题，则可能为肾阴不足、虚火上亢所致。

◎如果感觉性功能不足、力不从心，则可能是肾阳虚亏所致。

◎如果经常觉得手足心热、口干舌燥、腰膝酸软，但又畏寒、喜欢热饮，此多为肾阴阳两虚所致；有时还会伴有耳鸣或眩晕，尿频、尿不尽、性功能失调，女性白带增多、不孕等症。

◎如果一动就喘，一咳嗽就漏尿，则可能是肾虚所致的肾不纳气。

◎经常失眠多梦、夜间频尿、盗汗、健忘、心悸怔忡，则可能是心肾不交。

戌时——养心包经的黄金时刻

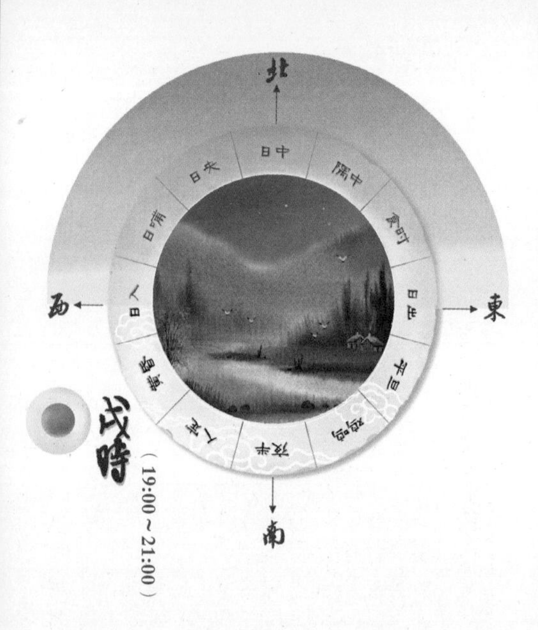

戌时 19:00～21:00

别称 黄昏、日夕、日暮等，指太阳已经落山、天将黑未黑、天地昏黄、万物朦胧时。

特别注意 此时“阴气正盛，阳气将尽”，应静以养身，注意以休息为主。

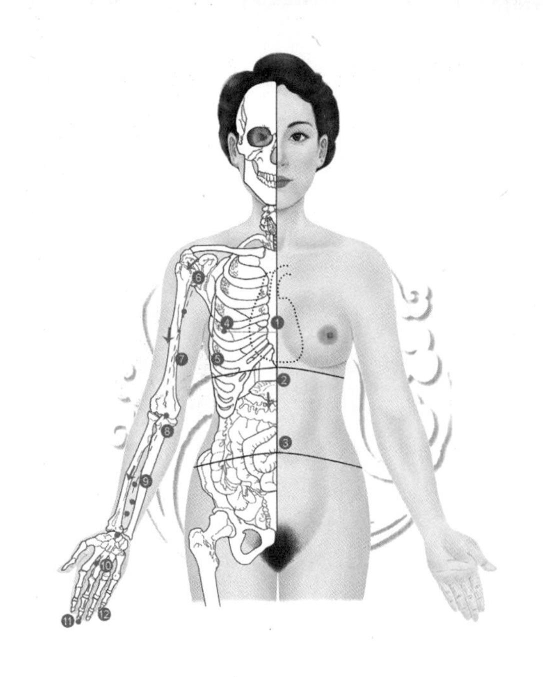

对应经脉 **手厥阴心包经**

对应脏腑 **心包**

特别注意 戌时人体气血流注于心包，是养心包和心包经的最佳时间，心包经通畅，心脏功能强大，对五脏六腑的功能、全身上下的气血运行都有很好的调理效果。

疏通心包经的按摩方法

位置 上肢内侧心包经。

穴位 **天泉、曲泽、郄门、间使、内关**

操作

① 取坐位，左肩前倾，左臂弯曲伸向右侧，可以两腿叠放，将左手手背置于膝盖之上。

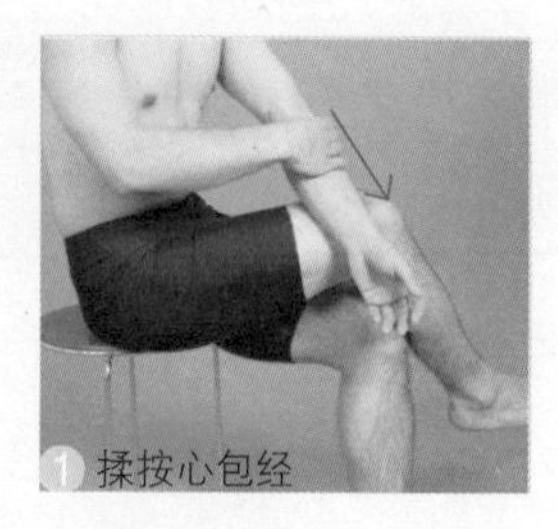

① 揉按心包经

② 右手拇指用力，从上至下揉按心包经，在穴位处或压痛点重点点压，每侧约5分钟（图①）。

③ 交换手臂，以同法按摩对侧心包经。

功效 经常按摩心包经可以疏通心包经气血，延缓衰老，预防与缓解心脏方面的疾患，对心脑血管疾病患者最适宜。

小提示

胸部按摩法也能疏通心包经。取坐位或仰卧位，用左手掌在胸部从左上向右下推摩，右手掌从右上向左下推摩，双手交叉进行，推摩30次。然后用两只手同时揉乳房，正反方向各30圈，再左右与上下各揉按30次。

缓解心烦胸闷的经穴疗法

位置

① **膻中**：前正中线与两乳头连线之交点，女性在第四肋间隙中间取穴。

② **内关**：位于腕横纹上2寸，掌长肌腱与桡侧腕屈肌腱之间。攥紧拳头，内关就在突起的两根筋之间。

操作

① 用大拇指指腹稍用力揉压膻中穴（图②），每次约5秒，休息3秒，共5次，可自己体会斟酌加减时间或次数。

② 用大拇指指腹桡侧稍用力揉压内关穴（图③），每次1分钟。

功效 有助于缓解心烦胸闷，达到宁心安神、调心律的功效。

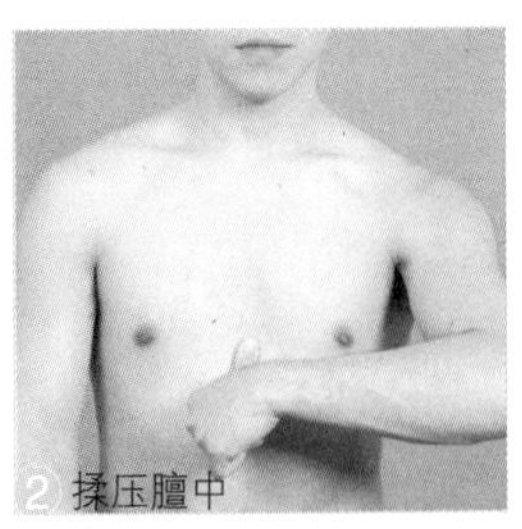
② 揉压膻中

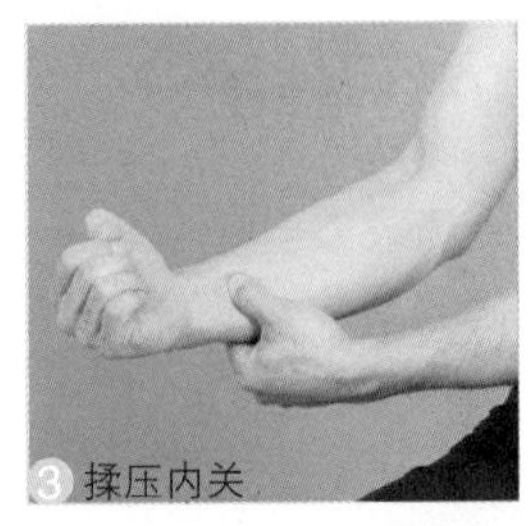
③ 揉压内关

戌时静养心，进食要适宜

戌时一般为晚餐时或晚餐后的阶段，合理的晚餐既可以促进人体健康，又可以养心及心包经，预防心脏疾病的发生。此时若进食不应吃得过饱，宜清淡，注意选择脂肪少、易消化的食物。

戌时养生启示录

- 晚餐时间不要太晚。
- 晚餐不要太丰盛，否则易患心脏病。
- 晚餐宜清淡，注意选择脂肪少、易消化的养心食物。
- 晚餐营养要均衡，少吃甜食。
- 戌时若已经吃过晚饭，血压较饭前增高，应该以休息为主，可听些音乐或静坐。
- 晚餐时偶尔饮少量葡萄酒，也有益处。

常见益心包经食物推荐

◎小米◎大麦◎小麦◎麦片◎粳米◎荞麦◎薏米
◎绿豆◎豆腐◎菱角◎蘑菇◎茄子◎红豆◎李子
◎韭菜◎鸡蛋◎苦菜◎羊肉◎木瓜◎红枣◎莲子
◎银耳◎桂圆◎童子鸡◎芦笋

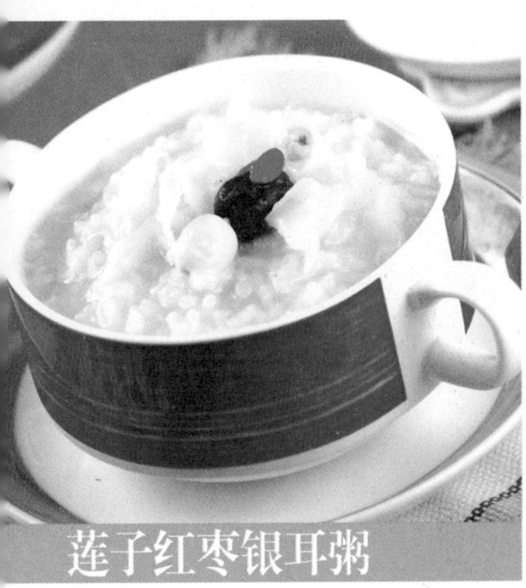

莲子红枣银耳粥

食补妙方推荐

功效

银耳有开胃健脾、滋阴润燥的功效。此粥不仅能养心安神，还能清肺润燥，在炎热的夏季里可以把粥放在冰箱中冷藏做成冰粥。

材料 米饭1碗，银耳25克，红枣5颗，莲子、枸杞子各适量。

调料 冰糖适量。盐、醋各适量。

做法

① 银耳用温水泡发至软，择洗干净；红枣洗净，泡软去核；莲子、枸杞子分别洗净，泡软备用。

② 米饭放入开水锅中搅匀，下入银耳、红枣、莲子、枸杞子，煮至粥稠时，加入冰糖，溶化即可。

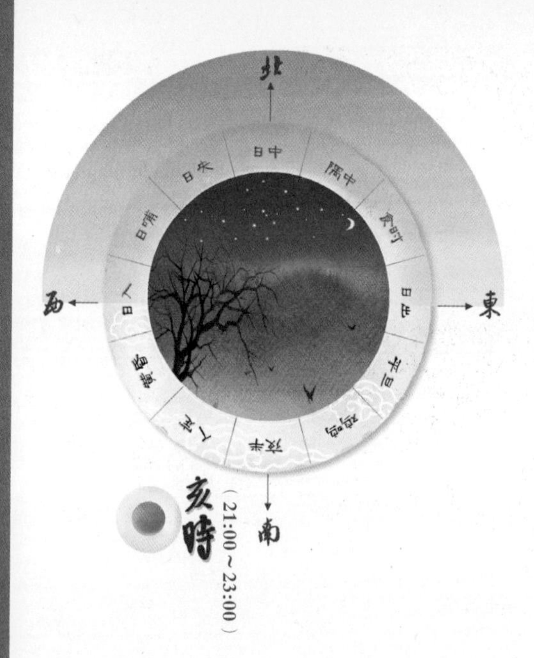

亥时 21:00～23:00

别称 又称人定、定昏等，指夜色已深，人们已经停止活动，进入安歇的时间。

特别注意 此时正是晚上入睡的时段，一定要让身体准备进入睡眠状态。

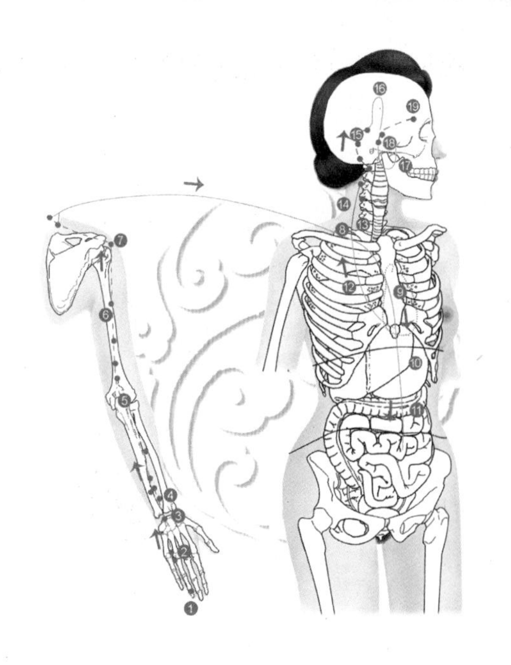

对应经脉 手少阳三焦经

对应脏腑 三焦

特别注意 此时人体的气血运行到三焦，是养三焦及三焦经的最佳时间。三焦不通会导致肝气郁滞，气血不畅，产生种种疾病。所以，要通过各种方法通理三焦。

疏通三焦经的经络拍打法

位置 上肢外侧后缘三焦经

穴位 **阳池、外关、支沟、会宗、三阳络、四渎、清冷渊、消泺、肩髎等穴位**

操作

① 取坐位或站位，右胳膊伸向左侧，右手正好在左侧腰部上下（图①）。

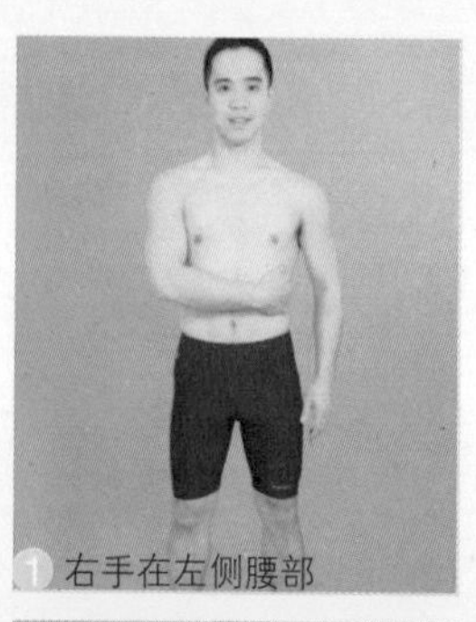

① 右手在左侧腰部

② 用左手手掌从右肩膀开始，沿着胳膊的外侧三焦经的行走线路往下拍打，直到手腕，动作快慢适度，一下一下，略微用力，以振动里面的经络（图②）。重点穴位如阳池穴用食指按揉点压。每侧10分钟左右。

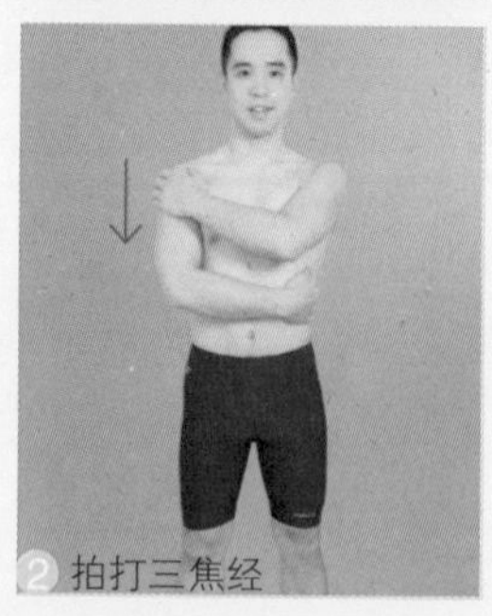

② 拍打三焦经

③ 交换手臂，重复上述操作手法。

功效 疏通三焦经络。

缓解水肿的刮痧疗法

穴位 肝俞、脾俞、命门、三焦俞、膏肓、肾俞、中脘、水分、中极、阴陵泉、三阴交、复溜、太溪

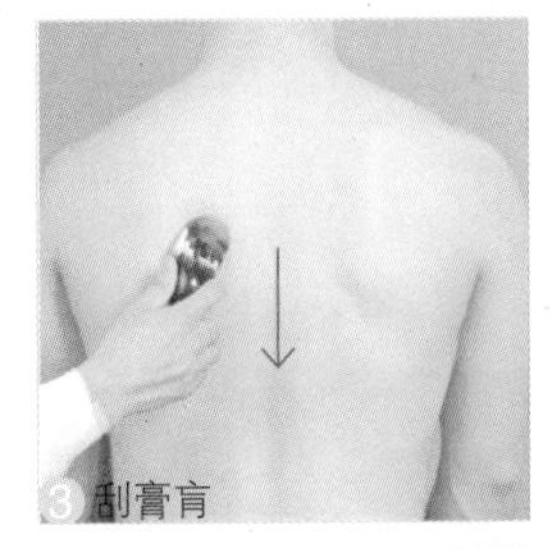

③ 刮膏肓

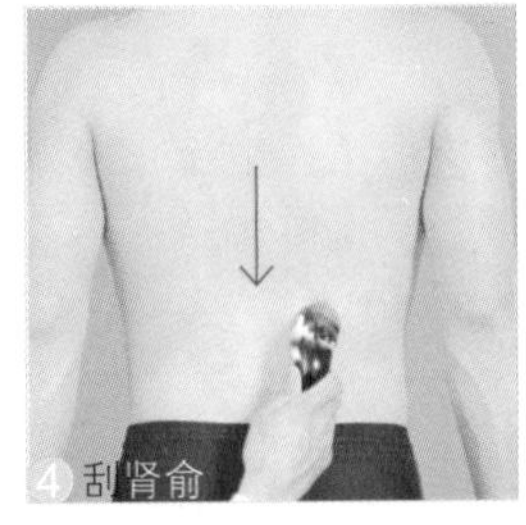

④ 刮肾俞

操作

① 刮背部肝俞、脾俞、命门穴、三焦俞、膏肓穴（图③）、肾俞穴（图④），至出现痧痕为止。

② 刮腹部中脘穴、水分穴、中极穴，至出现痧痕为止。

③ 刮下肢阴陵泉穴、三阴交穴、复溜穴、太溪穴。

功效 可以调理气血、三焦通补。

小提示 膏肓穴受邪，就会导致穴位及穴位周围酸痛。对于治疗膏肓穴处的酸痛，一般以针灸和按摩为主。逆时针用力按摩膏肓穴，可以祛除膏肓穴的邪气。

亥时宜食助眠食物

亥时饮食养生的目的是疏通三焦经气血流通、促进睡眠、预防三焦经常见病。夜里能否睡得好，与亥时吃了什么关系非常紧密。临床营养学家提出，导致睡眠障碍的原因之一就是晚餐吃了一些“不宜”的食物。

亥时养生启示录

- 饮食习惯好，晚上才能睡得好。
- 晚餐不宜过饱，对睡眠最有利。
- 含咖啡因的食物，如咖啡、碳酸饮料等容易导致失眠。
- 亥时不宜吃辛辣刺激性食物和肥腻食物。
- 神经衰弱的人亥时晚餐应吃单一味道的食物，不要五味混着吃。
- 选择安神中药材时需听从医嘱。

常见益三焦食物推荐

◎小米◎红枣◎核桃◎蜂蜜◎牛奶◎麦片◎山楂◎薏米◎冬瓜◎荷叶◎百合◎桂圆◎莲子◎银耳◎桑葚◎枸杞子◎葵花子◎香蕉◎无花果◎葡萄◎苹果◎橘子◎醋◎鸭

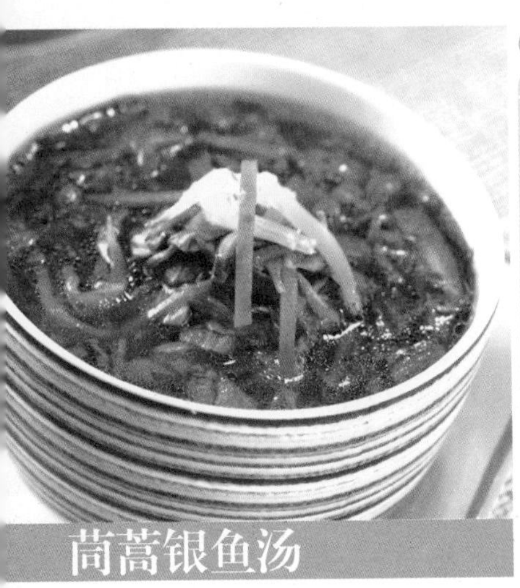

茼蒿银鱼汤

食补妙方推荐

功效

茼蒿含有丰富的维生素、多种氨基酸，可以养心安神、降压补脑、润肺补肝、稳定情绪等，即疏通三焦经，预防三焦经常见病等症。

材料 茼蒿段150克，银鱼200克，虾仁20克，香菇30克，胡萝卜丝少许。

调料 盐、香油、鸡汤各适量。

做法

① 锅中加适量鸡汤烧沸，再放入香菇和胡萝卜丝，用盐调味。

② 香菇熟软后，再下入银鱼、虾仁、茼蒿段同煮，入味后，滴入香油，搅拌均匀即可。

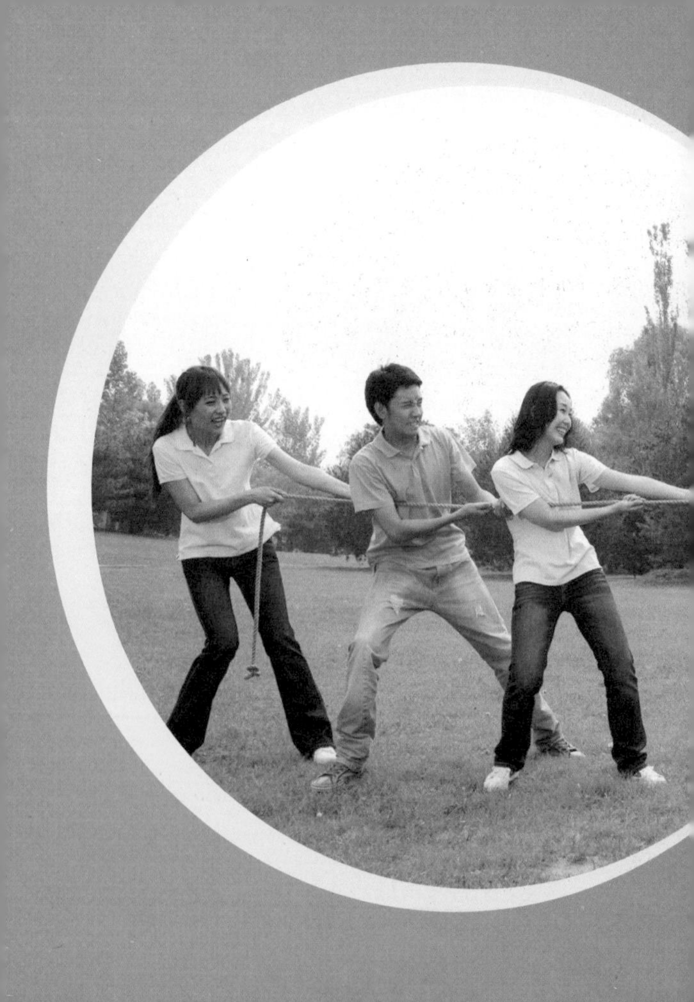

顺应气候变化的四季养生及廿四节气养生

顺应大自然的规律，结合人体的需求，四季养生及廿四节气养生，养阳气，扶正气，补阴气；方便，实用，经济，是一种很好的日常养生方法。

下篇

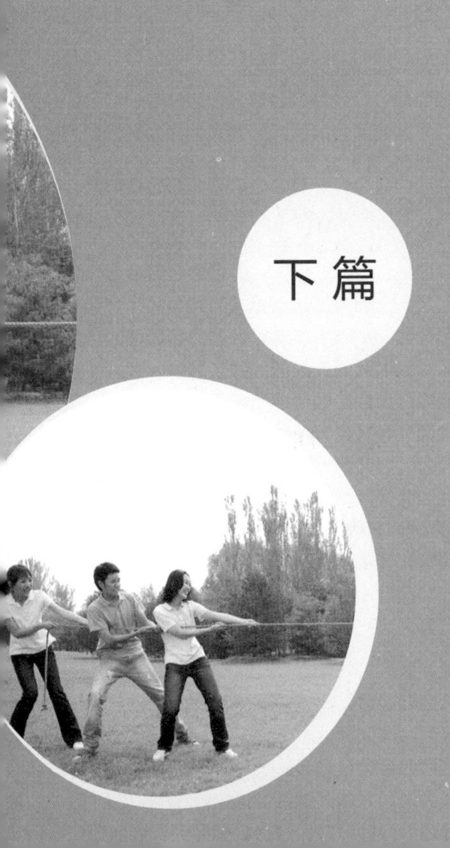

春季饮食养生原则

扶正气护阳气

春天人的代谢渐渐旺盛，各组织器官功能活跃，需要大量的营养物质供给。除此之外，春天细菌和病毒等一些微生物也日渐猖獗，很容易发生流行性疾病，所以，这个时候人们需通过保护正气，来抵御外来邪气的侵袭。

适当吃一些补益的食物、药物来扶助正气是非常有必要的，尤其对老年人、体弱多病者和大病初愈者而言更是如此。

调养心目，保护肝脏

中医认为，春天是肝气生发的季节，因此要注意养肝。这个时候精神要畅快，这样才有利于肝气的舒展。肝气的特征就像春天一样，要求通达、升气、舒发，如果肝的气机不通达，人就容易因郁闷而生病，所以春天最怕肝气抑郁。这就要求我们注意调节情志、调护肝脏、强健体魄。

春季饮食养生要点

饮食宜清淡

在阳气生发的春季，肝气上升，相对影响脾胃的消化吸收功能，温补药反而加重身体内热，所以不需要特别进补，饮食原则应以清淡为主。

经历了一个冬季的滋补，此时应多吃些当季的鲜嫩青绿色蔬菜，如芹菜、菠菜、青葱、莴苣等，不但可让肠胃休息一下，也可借由蔬果中丰富的膳食纤维加速体内油脂和毒素的排出，以促进新陈代谢。

补充维生素

春季是气候由寒转暖的季节，气温变化较大，细菌、病毒等微生物开始繁殖、活力增强，容易侵犯人体而致病，所以可以多摄取富含维生素和矿物质的绿色蔬菜，以弥补冬季维生素摄取的不足，加强上呼吸道黏膜和呼吸器官上皮细胞的功能。

立春是廿四节气中的第一个节气，在每年公历的2月5日前后。“立”有开始之意，表示从这一天起冬季结束，春天开始。

立春饮食有道防百病

<table>
<tr><th colspan="2">立春宜吃食物速查</th></tr>
<tr><td rowspan="2">胡萝卜
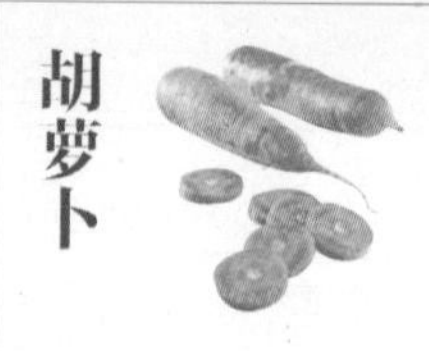
胡萝卜含有丰富的β-胡萝卜素，可加速体内毒素的排出。</td><td>胡萝卜+猪肝：两者搭配食用，对因缺乏维生素A导致的夜盲症有较好的食疗作用。</td></tr>
<tr><td>胡萝卜+菊花：两者同食，可清热解毒、养肝明目、补血抗癌，并能预防早衰。</td></tr>
<tr><td rowspan="2">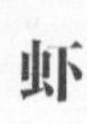
虾
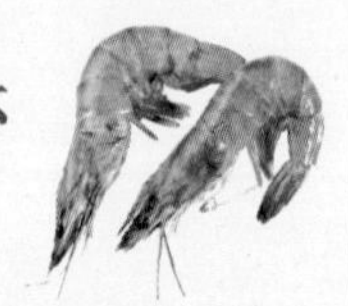
虾含蛋白质、钙、磷、铁、锌等，有补肾壮阳、益气滋阴、开胃化痰等功效。</td><td>虾+葱：两者同食能起到益气、下乳的作用，适用于产后缺乳的女性。</td></tr>
<tr><td>虾+豆苗：两者一起食用，对体质阴寒、低血压等症均有良好的食疗效果。</td></tr>
</table>

茼蒿

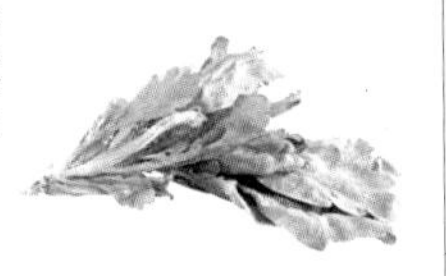

茼蒿富含维生素、胡萝卜素及多种氨基酸，并且气味芳香，可以养心安神、提神醒脑、缓解头涨、稳定情绪。可见，茼蒿比较适合立春时节食用，以防春困。

茼蒿+大米： 两者同食，能安心神、和脾胃，对高血压病、头晕心烦、失眠等症有益。

茼蒿+鱿鱼： 两者同食，能够更好地促进营养物质的吸收和消化。

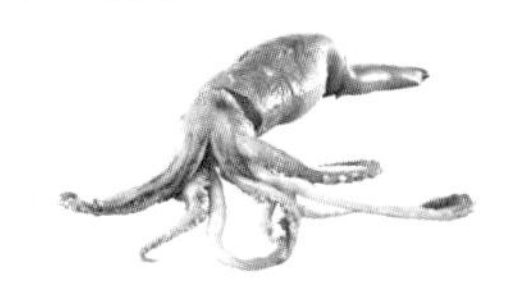

芹菜

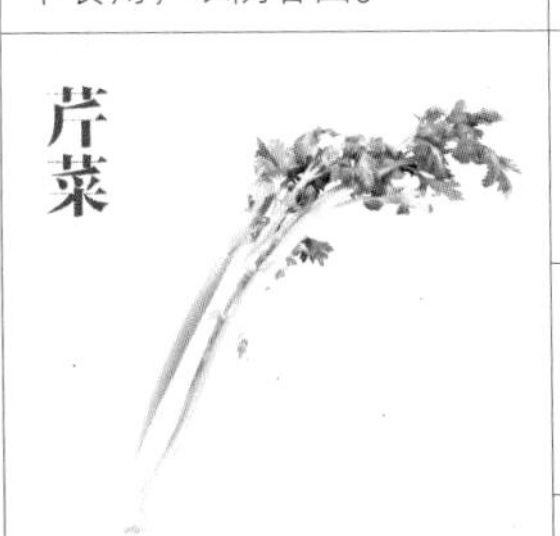

春天，凡肝阳上亢者，血压易波动而升高，特别容易出现头痛、眩晕，而芹菜的平肝、降压、镇痛、镇静功效正好可以派上用场。

芹菜+牛肉： 两者同食，有健脾利尿、控制体重、增强免疫之功效。

芹菜+虾： 两者同食，能促进新陈代谢、改善身体微循环，有利于身体健康。

芹菜+番茄： 两者同食，能提高降压功效。

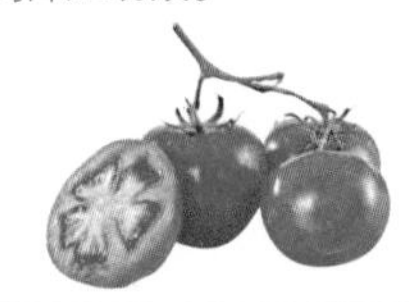

香菜 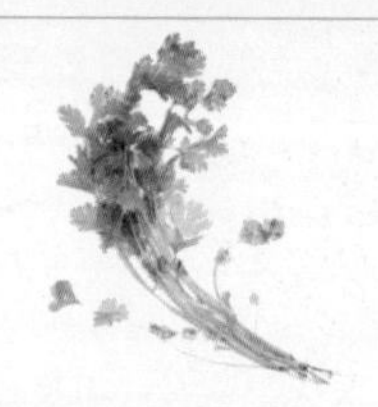 香菜味辛性温，具有发汗、解表、透疹、祛风、醒脑之功效，可以祛风解毒、促进血液循环。立春吃香菜，可以提升阳气，预防春季流行性感冒。	**香菜+牛肉：** 两者同食，适用于消化不良、食欲缺乏、食积腹胀等患者。 **香菜+鳝鱼：** 两者同食，能促进胃肠蠕动，促进营养物质的消化吸收。 **香菜+腐竹：** 两者同食，有清热、镇静之功效。 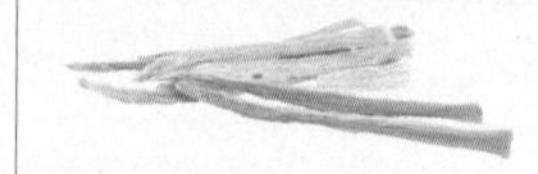
猪肝 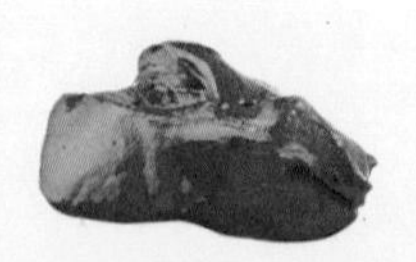 猪肝有补肝明目、养血安神之功效。特别适合气血虚弱以及缺铁性贫血者食用。春季病菌开始繁殖，眼睛易感染。因此，为了保肝明目，有必要多吃猪肝。由于猪肝胆固醇含量高，所以食用要适量。	**猪肝+洋葱：** 两者均具有解毒功效，若一起炒食，功效会增强。 **猪肝+白菜：** 两者同食，能提供给人体丰富的维生素和矿物质，可增强人体免疫功能。 **猪肝+菠菜：** 两者同食，对贫血、肺结核、夜盲症及出血症等患者均有益。 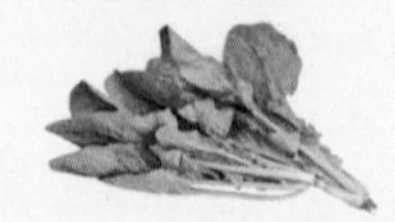

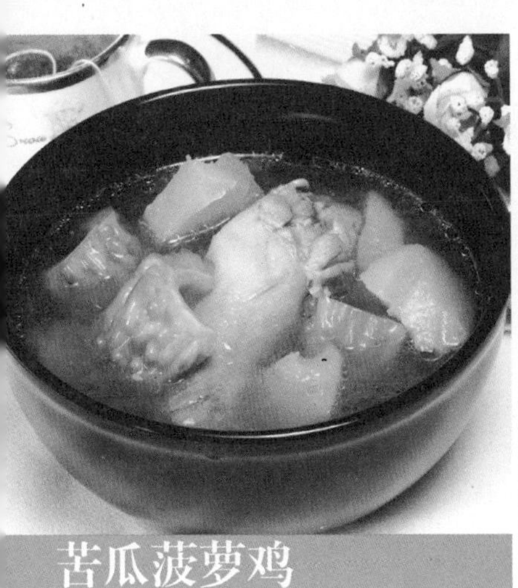

苦瓜菠萝鸡

食补妙方推荐

功效

春季细菌易于繁殖，苦瓜有助于增强人体免疫力，促进皮肤新陈代谢；菠萝有清热解毒、生津止渴等作用。该汤非常适合立春时节饮用。

材料 苦瓜200克，鸡腿70克，菠萝100克。

调料 盐1小匙。

做法

① 苦瓜洗净，去瓤及子，切块；菠萝去皮，切块，用淡盐水浸泡5分钟；鸡腿洗净，放入滚水中汆烫，捞出后沥干水分备用。

② 苦瓜块及鸡腿一起放入锅中，加入菠萝块及适量水，煮至熟烂，撒入少许盐调味即可。

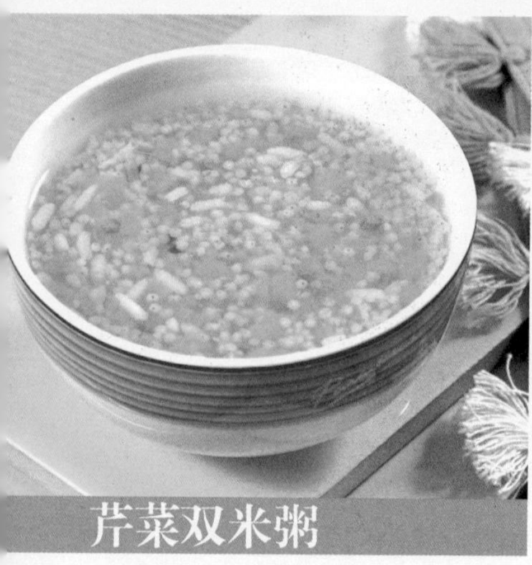

芹菜双米粥

食补妙方推荐

功效

立春是高血压等心脑血管疾病的高发期，这道粥具有清热解毒、降血压等功效，对心脑血管疾病患者有一定的辅助食疗作用。

材料 小米、大米各半杯，芹菜200克。

调料 盐少许。

做法

1. 芹菜去除根部，洗净，切碎末备用。
2. 小米、大米分别淘洗干净，清水浸泡20~30分钟。
3. 锅中加适量水，放入大米、小米，大火煮沸，再用小火熬粥。
4. 最后在锅中放入芹菜末稍煮、加入盐调味即可食用。

立春常见病老偏方速查

流行性感冒方

贯众50克，板蓝根15克，水煎服，每天1剂。此方具有疏风清热的功效，可辅助治疗感冒和流行性感冒。

老人保健方

陈皮120克，甘草60克，共研细末，用米汤调服，每次5克，每天1次。老人服用有助于进食顺气。

单味山楂改善高血压病

每天取生山楂30克，沸水冲泡，分3次饭后服用，1个月为1疗程。现代医学研究发现，山楂中含有山萜类及黄酮类等药物成分，具有显著的扩张血管及降压作用，有增强心肌、抗心律不齐、调节血脂及胆固醇含量的功效。

立春宜保暖养阳

春季天气变化较大，乍暖还寒，不宜马上脱去棉服，年老体弱者换装尤宜审慎，不可骤减。孙思邈的《备急千金要方》主张春时衣着宜“下厚上薄”，《老老恒言》亦云：“春冻半泮，下体宁过于暖，上体无妨略减，所以养阳之生气。”也就是说，立春时衣上身可以比冬天穿得略少，下身宜热一些，可以起到“养阳”的作用。

立春宜散步

散步是一种简单易行，不受年龄、性别和健康状况的约束，也不受场地、设备条件限制的养生运动。立春多散步能够加强身体的代谢能力，消除冬季积存在体内的多余脂肪。

憋出来的病

◎**憋尿：**强忍小便有可能造成急性膀胱炎，出现尿急、尿频、尿痛等症状。
◎**憋屁：**胃肠功能不良者，如果食入产气太多的食物，往往会排气频繁，若不能及时排出来，就会引起呃逆等症状。

雨水是24节气中的第二个节气，在每年公历的2月20日前后。雨水时节的到来不仅表示降雨的开始，也表明雨量开始增多。此时空气湿润，春风拂面，草木开始生长发芽，大地呈现出一派欣欣向荣的景象。

 雨水时节饮食宜清淡

雨水宜吃食物速查

小米 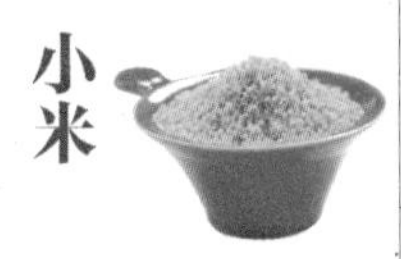 雨水时节喝点小米粥，对补益脾胃很有帮助。	**小米+红糖：**小米有健脾胃、补虚损之功效，和红糖同食可补血、补虚。 **小米+桑葚：**两者同食，对心血管疾病的预防和改善有很大帮助。
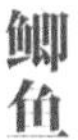 鲫鱼 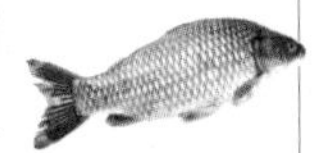 鲫鱼具有补脾开胃、通乳、祛湿利水、活血通络的功效。	**鲫鱼+豆腐：**两者同食，能补充异黄酮，有效预防更年期综合征。 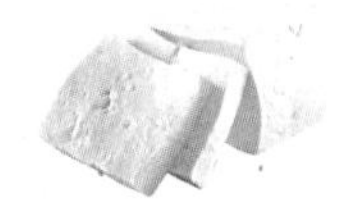

菠菜	
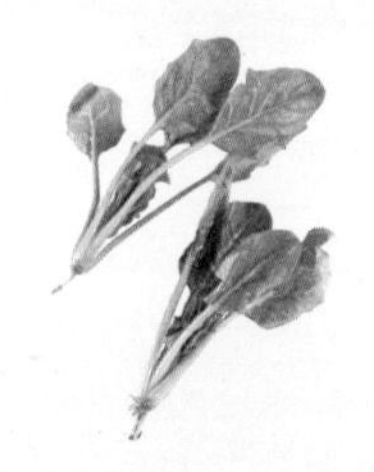 雨水时节早晚较冷，风邪渐增，常见口干舌燥、嘴唇干裂等现象，而且人体血液循环系统处于旺盛状态，易发高血压病和痔疮等，故应多吃菠菜，以清热滑肠。	**菠菜+猪肝：**猪肝和菠菜中含有多种维生素和矿物质，二者一起食用营养会更加全面。 **菠菜+花生：**两者同食，能够提高抵抗力、美白皮肤。 **菠菜+鸡蛋：**两者同食，能够预防贫血及营养不良等疾病。 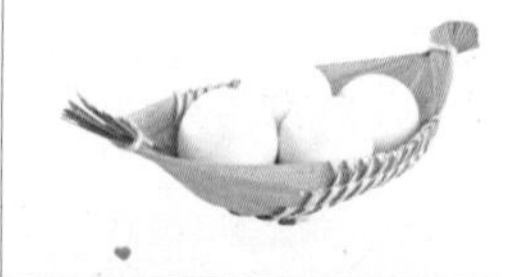
苋菜 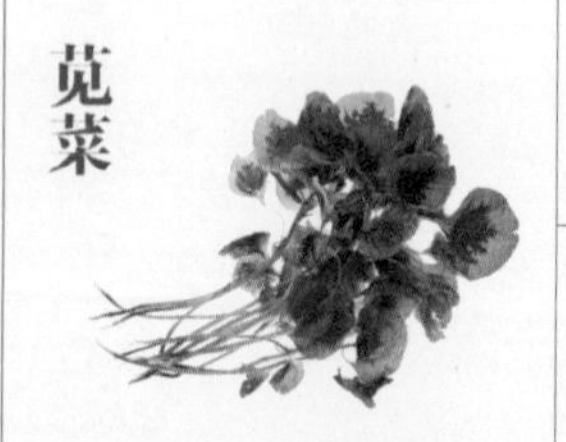 苋菜中富含多种维生素和矿物质，可为人体提供丰富的营养物质，有利于强身健体，提高人体免疫力。	**苋菜+鸡蛋：**两者同食，具有滋阴润燥、清热解毒之功效，对生长发育有益。 **苋菜+大米：**苋菜大米粥能清热止痢，对老年人急性细菌性痢疾、肠炎等症有缓解作用。 **苋菜+猪肉：**两者同食，有助于缓解慢性尿道炎及尿路感染等症。

荠菜 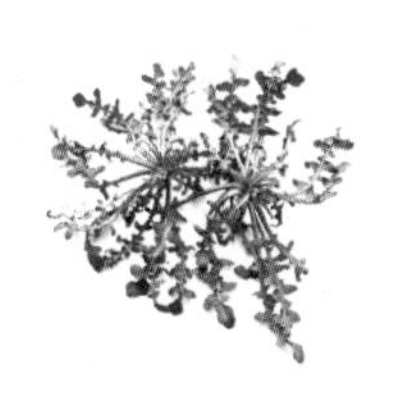 雨水时节降雨量增多，湿气加重，湿邪易困扰脾胃，所以，在这一时期，一定要注意对肝和脾进行同时养护，而荠菜养肝、益脾胃，正好可以派上用场。	**荠菜+豆腐：**两者同食，可补虚益肾、利肝明目、降压止血。
	荠菜+大米：两者同食，具有补虚健脾、明目止血之功效。
	荠菜+鸡蛋：两者同食，补心安神、养血止血、清热降压的功效会更显著。
木瓜 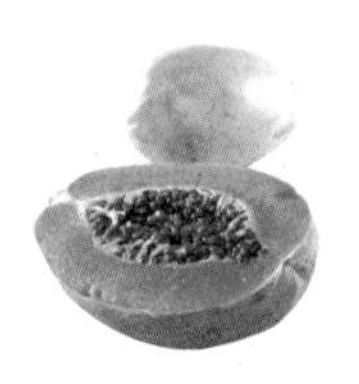 木瓜中富含齐墩果酸。齐墩果酸是一种具有护肝降脂、抗炎抑菌等功效的化合物，以“齐墩果酸”为主要成分的齐墩果酸片，是一种常用的保肝药物。	**木瓜+莲子：**两者同食，具有清心润肺、健胃益脾之功效。
	木瓜+牛奶：两者同食，能够有效发挥消除疲劳、润肤养颜的作用。
	木瓜+红枣：两者同食，有助于调节人体内分泌、促进新陈代谢。

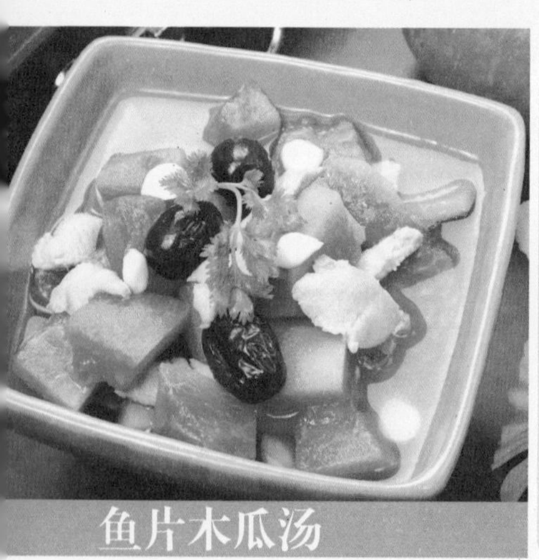

鱼片木瓜汤

食补妙方推荐

功效

木瓜是水果中的珍品，具有较浓的香味，果汁多且甜。雨水时节食用对脾胃大有裨益。

材料 鲜鱼肉150克，木瓜300克，杏仁1大匙，红枣6颗，香菜少许。

调料 柴鱼精半小匙，白胡椒粉、盐各少许。

做法

① 木瓜去皮去籽后切大块；鱼肉切成小块，备用。

② 把杏仁、红枣、木瓜块放入水中煮3分钟，至瓜肉变软。

③ 加入调料与鱼肉块煮至熟，最后撒入香菜即可。

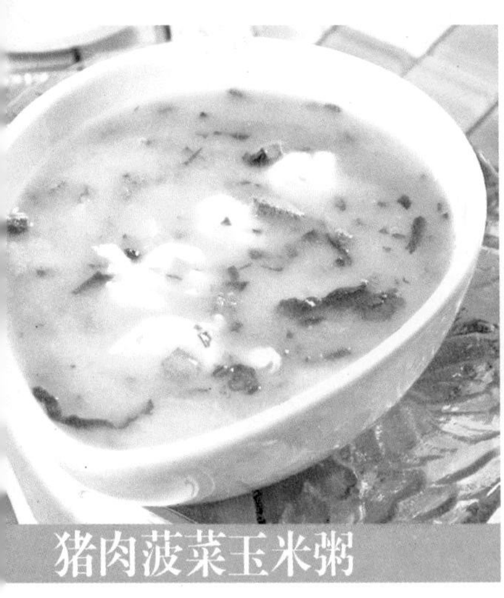

猪肉菠菜玉米粥

食补妙方推荐

功效

玉米、菠菜、鸡蛋加之猪肉煮制的猪肉菠菜玉米粥具有养肝明目、补血敛阴的功效，适用于气血不足、夜盲、眼睛干涩等症。

材料 猪肉50克，玉米面3大匙，菠菜50克，鸡蛋1个。

调料 白糖适量。

做法

① 猪肉洗净，切成末；菠菜洗净，切碎备用。

② 猪肉末、菠菜碎、玉米面一同放入锅中，加适量水煮粥。粥熟后打入鸡蛋调匀，依个人口味用白糖调味即可。

雨水常见病老偏方速查

补中益气汤

黄芪、人参、炙甘草各15克，白术、当归各10克，陈皮、升麻各6克，柴胡12克，生姜9片，红枣6颗。水煎服。此方具有补中益气、升阳固表的功效。

腮腺炎方

板蓝根、蒲公英各30克。水煎服，每日1剂，2次分服，连服3天。

改善月经不调单方

鲜月季花每次25～35克，开水泡服，连服数次。月季花味甘性温，归肝经，具有活血调经的功效。用于月经不调、痛经，还可以辅助治疗赤白带下以及产后子宫脱垂。

雨水宜荡秋千

雨水时节前后每逢元宵节，我国一些地区的群众有荡秋千的习俗，荡秋千可以使人心旷神怡、锻炼身体和意志，无疑是一种有益的民间体育活动。

荡秋千的姿势很多，最常见的要数站立式、坐式及半蹲式。作为一项运动，荡秋千有着非常好的健身作用。紧张忙碌的现代人生活和工作压力都很大，常荡秋千能使人们放松心情、释放压力。

雨水时节要保暖、节房事

雨水时节虽然已经渐渐接近春的暖意，但天气相对比较寒冷，而且还表征着降雨的开始，所以大家仍要注意防寒，不要过早换单衣。夫妻之间行房事时注意不要受凉风，并且不要过于频繁地进行性生活，以免导致身体虚弱。

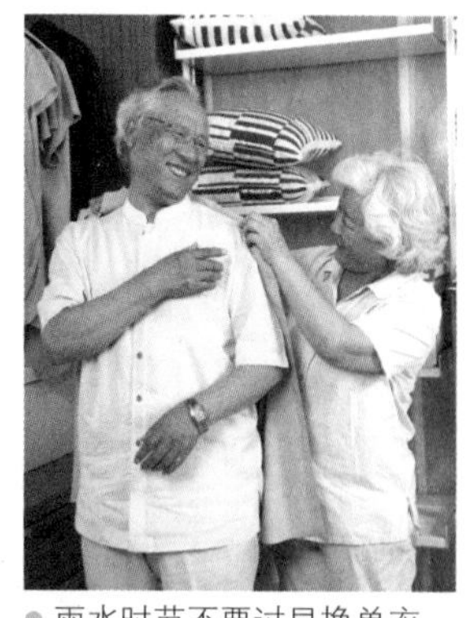

雨水时节不要过早换单衣，要注意防凉。

惊蛰是廿四节气中的第三个节气，在每年公历的3月5日前后。惊蛰前后天气已开始转暖，并渐有春雷出现，雨水渐多。此时蛰伏在泥土中冬眠的各种昆虫开始苏醒，过冬的虫卵也开始卵化。

惊蛰饮食宜顺肝气养脾气

惊蛰宜吃食物速查

<table>
<tr>
<td rowspan="3">银耳
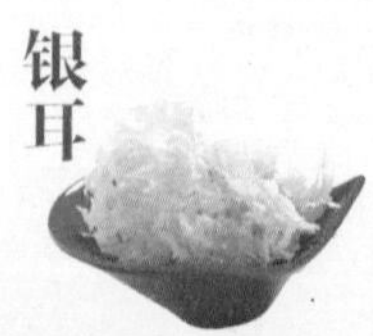
银耳具有滋阴补肾、补气强精、强心健脑、提神补血、养颜护肤等功效。惊蛰时节气温变化无常，易使人体免疫力和防御功能下降，故惊蛰可以进补银耳，以提高身体的免疫力。</td>
<td>银耳＋鸭蛋：两者同食，可缓解肺阴不足所致的咽喉干燥、声音嘶哑、干咳等症状。</td>
</tr>
<tr>
<td>银耳＋鱿鱼：银耳可抗癌、抗衰老，鱿鱼可调节血压。二者同食适用于中老年人。</td>
</tr>
<tr>
<td>银耳＋莲子：两者同食，有减肥祛斑之功效，尤其适用于女性。</td>
</tr>
</table>

泥鳅

中医认为，泥鳅具有补中益气、祛除湿邪、养肾生精、祛毒化痔、消渴利尿、保肝护肝之功效。

泥鳅+蒜：两者以大火煮熟后食用，可有效缓解营养不良性水肿。

泥鳅+豆腐：两者搭配同烹，有生津败火之功效。

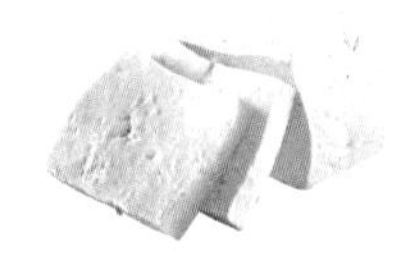

鸡肝

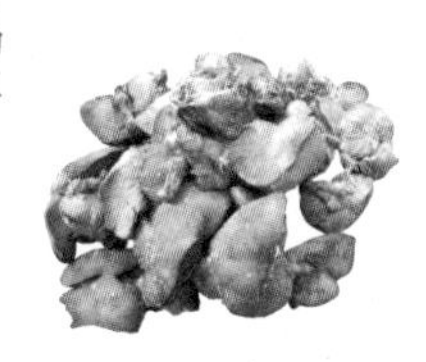

鸡肝含有丰富的蛋白质、钙、磷、铁、锌、维生素A和B族维生素等，是补血食品中最常见的食物。另外，鸡肝还具有保护眼睛、防止眼睛疲劳、滋润皮肤、增强身体免疫力、抗氧化、抗衰老等功效。

鸡肝+丝瓜：鸡肝中的维生素A与丝瓜中的部分营养成分有相互促进作用。

鸡肝+胡萝卜：两者同食，对经常用脑及用眼者有好处。

鸡肝+番茄：两者一起炒食，有补血、养肝、明目等功效。

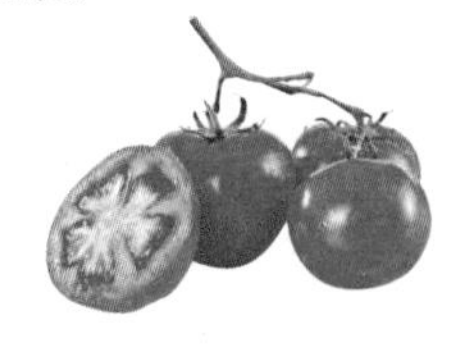

草莓 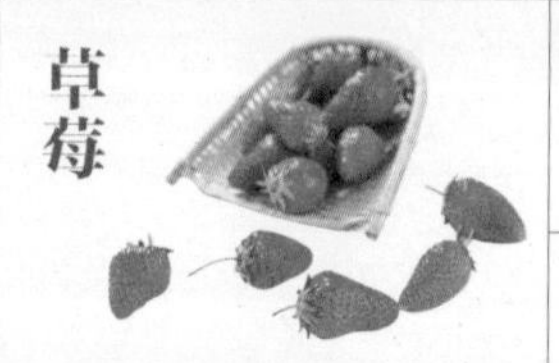 草莓富含维生素C，有助于人体吸收铁，使脑细胞获得滋养；另外，草莓含有的天然抗炎成分，可以保持脑细胞的活跃，有消除春困、振奋精神的功效。	**草莓+牛奶**：两者同食，有清凉解暑、养心安神之显著功效。
	草莓+山楂：草莓和山楂都有健脾之功效，两者同食则有消食减肥之功效。
	草莓+酸奶：两者同食，有一定的养心定神之功效。
	草莓+橙子：两者同食，有美容养颜之功效。
紫菜 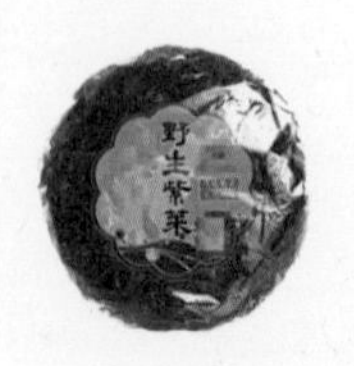 紫菜中富含牛磺酸。牛磺酸不仅可以保护心肌、增强心脏功能，从而预防高血压病、冠心病的发生，还有利于保护肝脏，使人精力充沛，从而缓解春困。	**紫菜+蜂蜜**：两者同食，具有一定的预防和改善痔疮的效果。
	紫菜+虾皮：紫菜含碘量高，虾皮含钙量高，两者同食既补碘又补钙。
	紫菜+鸡蛋：两者同食，能够补充维生素B_{12}和钙。 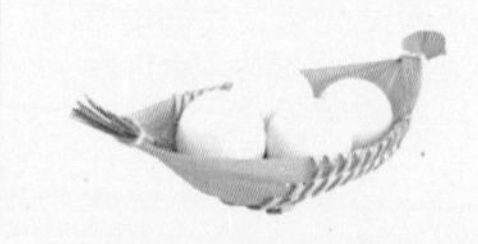

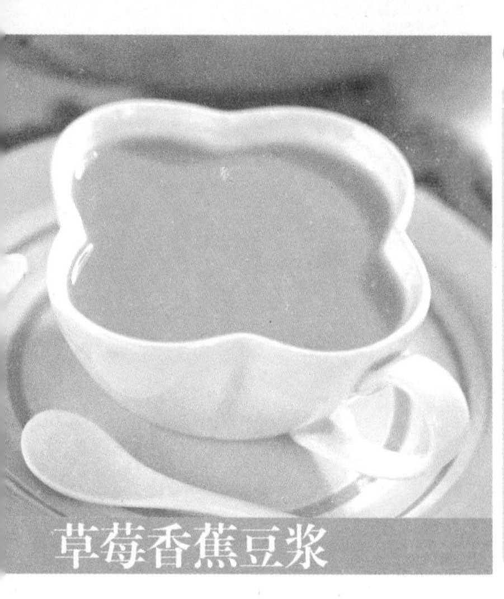

草莓香蕉豆浆

食补妙方推荐

功效

此品对胃肠道有一定的滋补、调理作用，适合惊蛰时节食用。

材料 黄豆100克，草莓2颗，香蕉半根。

调料 白糖适量。

做法

❶ 将黄豆泡软，草莓去蒂、洗净，香蕉去皮后切成小块备用。

❷ 将黄豆、草莓、香蕉块放入全自动豆浆机中，加入适量水煮成豆浆，加入白糖调味即可。

透疹解毒汤

金银花、板蓝根、桑白皮各10克，连翘、炒牛蒡子、蝉蜕、薄荷各6克。每日1剂，水煎2次，分2次温服。

荨麻疹单方

冬瓜皮100 克。将冬瓜皮洗净切碎，水煎取汁，代茶饮。每日1～2剂，用于辅助治疗荨麻疹。

病毒性肝炎方

茵陈90克，蒲公英30克，赤芍、泽兰、小蓟各15克，车前子（布包）、六一散（布包）各12克，酒制黄芩、香附、藿香、佩兰、橘红、杏仁各9克，黄连6克。每日1剂，水煎3次，混合药液，分3次服。

惊蛰宜放风筝

放风筝既能晒晒太阳，又能呼吸新鲜空气，使血液循环加快，促进人体新陈代谢，自然有利于健康。放风筝时需要放线收线，前顾后仰，时跑时行，时缓时急，张弛相间，有动有静，手、脑、眼三者协调并用，人体各部位也都在不停地运动，这些都能使身体的相关部位得到充分的舒展。

放风筝也有利于健脑益智，风筝在高空随风飘忽，上下翻飞，左右摇曳，为使风筝保持稳定，大脑必须反应敏捷，正确判断，及时调整。放风筝运动有自己独特的优点，因而深受脑力劳动者及老年人的推崇。

惊蛰捂捂防“倒春寒”

惊蛰时节冷暖变幻无常，惊蛰过后会出现“倒春寒”，因此此时“春捂”还很重要，不宜过早脱去御寒的衣物。感冒不只是在寒冷时容易患上，气温上升或出汗时脱去过多的衣服，突然着凉也容易感冒，所以要留神“倒春寒”。

春分是廿四节气中的第四个节气，在每年公历的3月20日前后。春分是个大节气，此后气温回升较快，全国大部分地区日平均气温均稳定升至10℃以上。

春分饮食宜以养阳为主

春分宜吃食物速查

食物	搭配
香菇 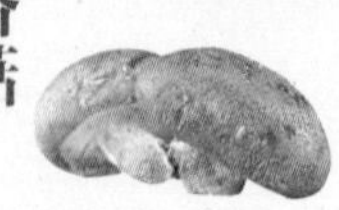 香菇有降血压、降胆固醇、降血脂的作用，又可预防动脉粥样硬化等疾病。	**香菇+菜花**：两者同食，利肠胃、开胸膈、壮筋骨、降血脂。 **香菇+油菜**：两者同食，益智健脑、润肠通便、预防癌症。 **香菇+豆腐**：两者同食，有降压降脂之功效。
莴苣 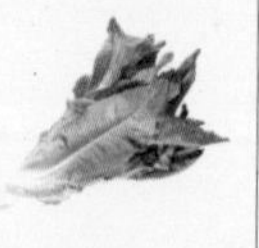 莴苣有利于调节体内盐的平衡，有利尿、降低血压及预防心律失常等作用。	**莴苣+黑木耳**：两者同食，有预防和缓解高脂血症、糖尿病、心脑血管病等功效。 **莴苣+胡萝卜**：两者同食，有强心健脾的功效。

茄子

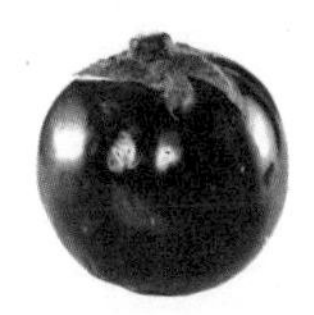

茄子具有活血化瘀的功效。现代医学研究认为，茄子含有维生素、蛋白质、脂肪及钙、磷、铁等多种营养成分。春分时节可多吃茄子。

茄子+黄豆：两者同食，有理气、顺肠、养血、保护血管等功效。

茄子+猪肉：两者同食，可增强人体的抗病毒能力，对健康有益。

茄子+牛肉：两者同食，可增强人体免疫力，强壮身体。

茄子+兔肉：两者同食，有保护血管的功效，对动脉粥样硬化患者有益。

韭菜

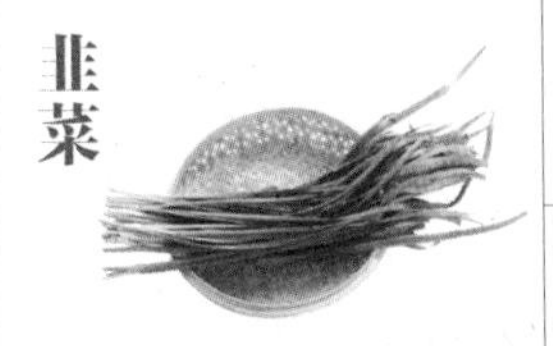

韭菜性温，正适合保养人体的阳气，既能补肾助阳，又能养肝、健胃、提神。另外，春天的韭菜富含维生素C，能增强人体免疫力，有助于预防春天常见的感冒、口唇干裂等症。

韭菜+鸡蛋：韭菜与鸡蛋混炒，有补肾、行气、止痛等功效。

韭菜+鲫鱼：两者同食，能够有效地预防和改善高血压的症状。

韭菜+平菇：两者同食，能够提高人体免疫力，对健康有益。

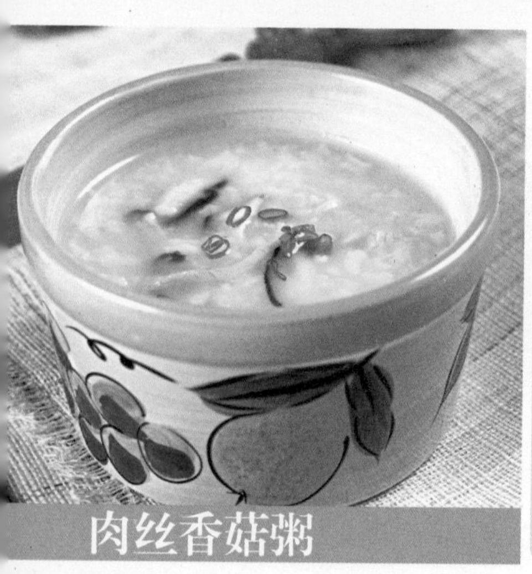

肉丝香菇粥

食补妙方推荐

功效

香菇中含有的β-葡萄糖苷酶，具有抗癌作用。猪肉具有补心肺、解热毒的功效。可见，肉丝香菇粥对心血管系统和肝脏都有良好的保护作用。

材料 猪里脊肉30克，香菇50克，粳米半杯，葱花适量。

调料 盐少许。

做法

1. 猪里脊肉洗净，切成细丝；香菇洗净，切成薄片。
2. 将粳米洗净后放入锅中，加入适量水，煮至软烂。
3. 将切好的猪里脊肉丝和香菇片加入粥锅中，待肉丝变色后加盐、葱花调味即可。

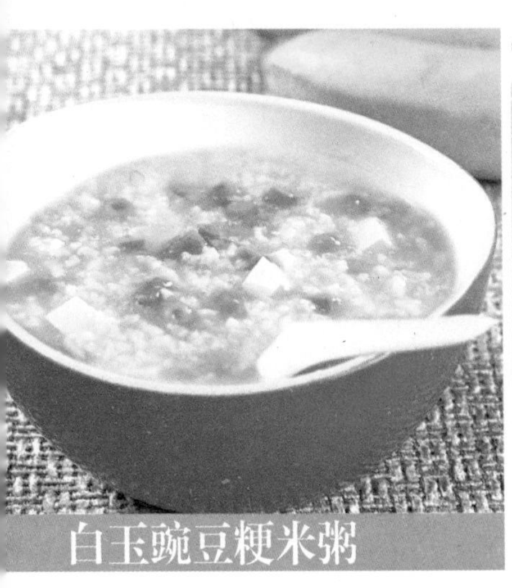

白玉豌豆粳米粥

功效

此品对胃肠道有一定的滋补、调理作用，适合惊蛰时节食用。

材料 粳米半杯，豆腐块200克，豌豆3大匙，胡萝卜半根。

调料 盐1小匙。

做法

① 粳米洗净，浸泡1小时；豆腐切小块；豌豆洗净。

② 胡萝卜洗净，入锅煮熟捞出，切丁备用。锅内加清水烧开，将粳米、豌豆、胡萝卜丁、豆腐块一起下锅，待再沸后，转小火煮成粥，加盐调味即可。

流脑方

竹茹100～150克，加水500毫升，煎至100～150毫升。生姜5克捣烂浸泡于竹茹汤中3～5分钟后去渣，加入氯化铵0.3～0.6克，鼻饲，6～8小时1次，共2～4次。

猩红热方一

大青叶、板蓝根、土牛膝根各15克。每日1剂，水煎服。本方辛凉透解、清热解毒，可缓解猩红热。

猩红热方二

紫草、车前草各15～30克。水煎，连服7日。本方清热解毒、气营两清，用于毒炽气营证，也可用于预防猩红热。

春分宜拔河

拔河是古老的游戏和运动，在全世界广泛流行。拔河也是春分时节民间体育活动之一，在开阔的场地上，人数相等的两队各执粗绳的一边，同时用力拉绳，以把绳中间系的标志拉过规定界线为胜。它不仅可以锻炼身体，而且是一项有趣的娱乐活动，已成为集健身性、娱乐性、竞技性、观赏性于一体的现代化竞技体育。

预防流脑的方法

流脑即是流行性脑脊髓膜炎，是由脑膜炎双球菌引起的传染性疾病，具有发病急、传播快、流行广、危害大等特点，发病时间一般从冬末春初开始。预防流脑的措施有以下几种：

“三晒一开”	脑膜炎双球菌具有怕热、怕冷、厌气等特点。因此要常晒太阳、晒衣服、晒被褥，同时经常开窗，通风换气。
接种流脑疫苗	15岁以下儿童必须接种流脑多糖体菌苗。
切断传染源	隔离流脑患者，避免与其接触。

清明是廿四节气中的第五个节气，在每年公历的4月5日前后。此时我国大部分地区的日均气温已升到12℃以上，正是万物生长的好时节。此时的饮食不仅要注意利水渗湿，还要适当补益，尤其要养血舒筋。

清明饮食宜养血疏筋

清明宜吃食物速查

猪肉 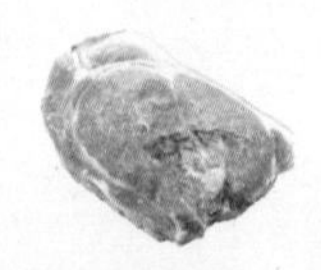 阳气大壮的清明时节，饮食方面应以滋阴为主，而猪肉具有补中益气、润泽肌肤、益精髓、滋阴、补心肺等功效，只要烹调方法得当，对人体的补益功效将会非常显著。	**猪肉+竹笋：**两者同食，可降低血糖。 **猪肉+栗子：**两者同食，可预防和改善慢性病。 **猪肉+土豆：**两者同食，可促进儿童成长发育。 **猪肉+豆腐：**两者同食，能缓解更年期综合征的诸多症状。 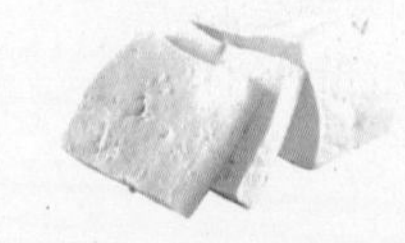

鸡蛋 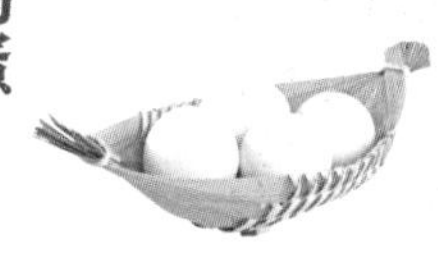 鸡蛋中含有大量的维生素、矿物质及优质蛋白质，营养非常丰富，可健脑益智、保护肝脏、预防和改善动脉粥样硬化、延缓衰老等。所以，鸡蛋被评为“最营养的早餐”也是有道理的。	**鸡蛋+菠菜**：两者同食，菠菜可以弥补鸡蛋中缺乏的维生素C，使营养更加全面。 **鸡蛋+牛奶**：两者均含有优质蛋白质，同食则蛋奶香皆备，营养丰富，且易消化。 **鸡蛋+番茄**：两者同食，有保护心血管之功效。 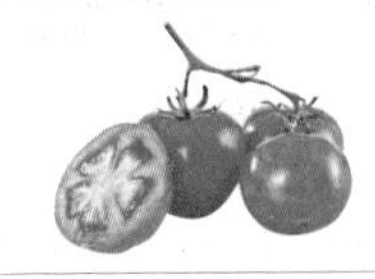
油菜 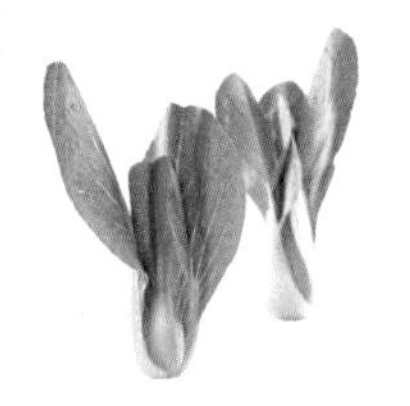 清明时节，气候比较干燥，很容易产生口干舌燥、口腔溃疡、牙龈出血等不适，而油菜可解毒凉血，对缓解以上症状有一定作用。	**油菜+豆腐**：两者同食，生津止咳、清热解毒的功效会大大增强。 **油菜+鸡翅**：两者同食，对强化肝脏及美化肌肤非常有效。 **油菜+虾仁**：两者同食，可促进对钙的吸收和利用。 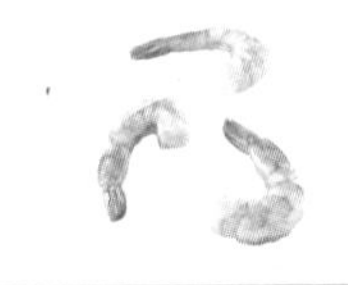

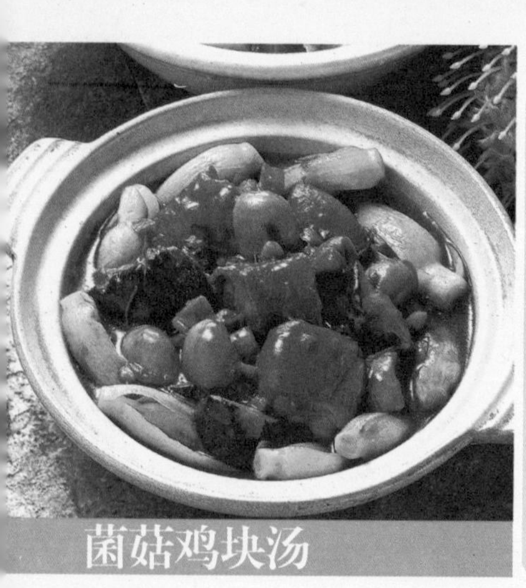

菌菇鸡块汤

食补妙方推荐

功效

此品对胃肠道有一定的滋补、调理作用，适合清明时节食用。

材料 鸡块、香菇片、口蘑片、油菜各150克，葱段、蒜末、姜片各适量。

调料 A：酱油、水淀粉、料酒、胡椒粉、鸡精各少许；B：蚝油、料酒、白糖、水淀粉、酱油、香油各少许。

做法 鸡块加调料A腌后略炸；油菜烫后沥干；爆香葱段、蒜末、姜片及鸡块，放调料B、香菇片、口蘑片，入砂锅，中火煮至鸡块熟，入油菜稍煮。

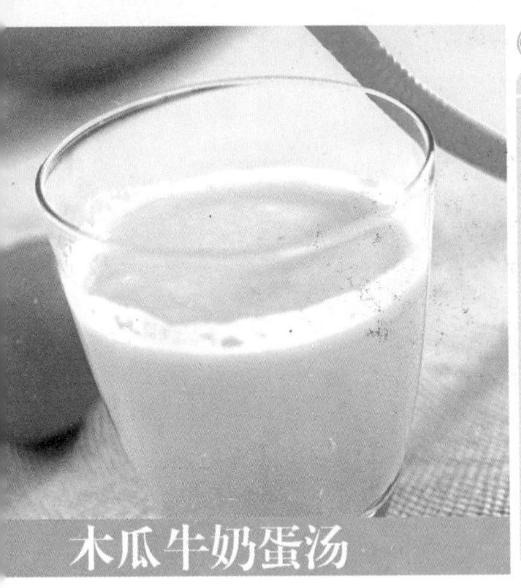

木瓜牛奶蛋汤

食补妙方推荐

功效

这道蔬果汁富含胡萝卜素，可抑制氧化基活动，抗癌防老，美化肌肤，消除日晒导致的雀斑、黑斑等。此品具有防晒功效。

材料 木瓜半个，鲜牛奶300毫升，鸡蛋1个。

调料 白糖半匙。

做法

① 木瓜削皮、去籽后，切成块状，再倒进榨汁机内。

② 鸡蛋打散，搅拌均匀备用。

③ 将鲜牛奶、白糖、鸡蛋液一起加入榨汁机中，同木瓜块一起榨汁即可。

④ 天气热时，还可以冰冻冷饮。

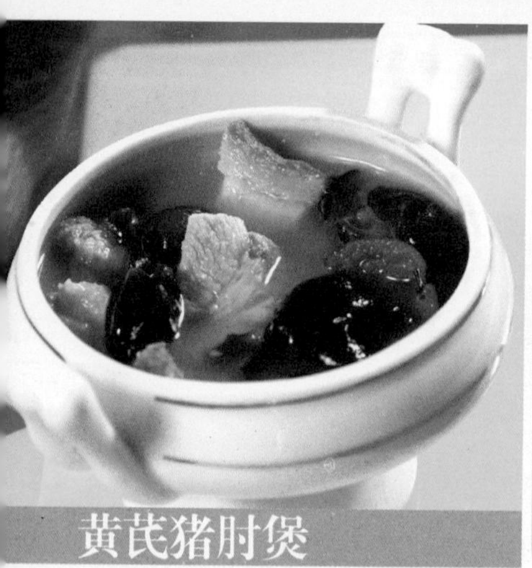

食补妙方推荐

功效

黄芪、红枣、黑木耳均具有补气效果，其中红枣还具有健脾胃的作用，常食可提高脾胃功能。猪肘滋养补益效果明显。

黄芪猪肘煲

材料 猪肘500克，黄芪、红枣、黑木耳各30克。

调料 冰糖60克。

做法

❶ 猪肘刮洗净，放沸水锅中煮沸，5分钟后捞出，洗净剁小块。

❷ 红枣、黄芪浸泡6小时，黑木耳浸泡4小时。

❸ 材料一并倒入瓦罐中，注入适量清水，大火煮沸后改小火，2小时后，去黄芪，下冰糖，煮10分钟即可。

荆芥生地茶

荆芥穗、生地黄、玄参、知母、黄芪、连翘、板蓝根各9克，薄荷、桔梗、竹叶各3克，生石膏18克。将上述药放入砂锅，加水1500毫升，煎沸20分钟，取汁代茶饮用。每日1剂，分3次饮服，连服3～8天。适于细菌性呼吸道感染。

生姜汤

生姜3片，红枣5颗，红糖适量，煎汤频饮。用于辅助治疗上呼吸道感染。

双解散

柴胡、黄芩、银花各10克，甘草6克，蒲公英、板蓝根各24克，知母、连翘、青蒿各15克，大黄6克（后下），水煎服，每日1剂。用于辅助治疗上呼吸道感染。

清明宜踏青

春季外出踏青对人体有诸多益处，人们可以呼吸新鲜空气，可清肺健脾、增强心肺功能；攀峰越岭，可舒筋活络、防止关节老化；疾步快走，可促进血液循环、预防动脉粥样硬化；举目远眺，可以开阔视野、推迟视力退化。

远离城市的郊外或海滨、山谷负氧离子较多，它不仅能杀死人体内的多种细菌，还可以调节大脑功能，促进血液循环和新陈代谢，提高人体抵抗力，还可以消除疲劳，振奋精神，并具有镇痛、镇静、镇咳平喘、降血压等功效，对于高血压病、气喘病、神经衰弱、关节炎都有辅助治疗作用。因此也被称为“空气维生素”。

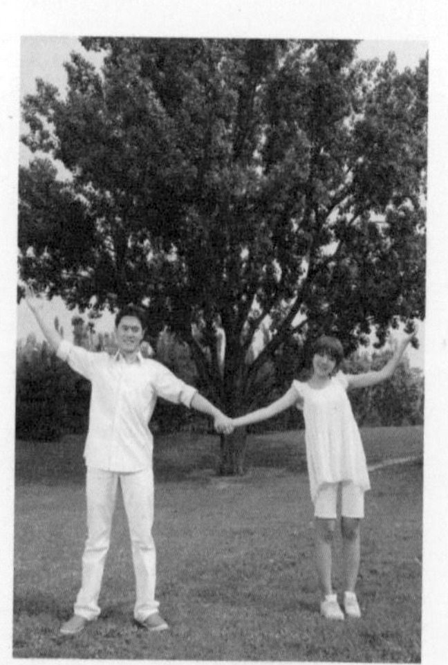

清明时节去郊外踏青对身体很有益处。

谷雨是24节气中的第六个节气，在每年公历的4月20日前后，意味着春将尽，夏将至。此节气环境潮湿，湿邪容易侵入人体，引发胃口不佳、关节肌肉酸痛等症状。因此，谷雨饮食养生除养肝之外，祛湿也很重要。

谷雨饮食宜养肝祛湿

谷雨宜吃食物速查

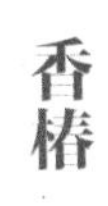 香椿 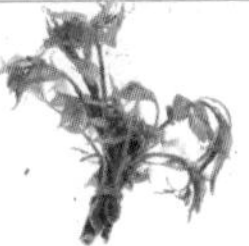 香椿有助于增强人体免疫力，并有润滑肌肤的作用。	**香椿+鸡蛋：**两者同食，营养丰富，口感鲜嫩，美白肌肤。
	香椿+豆腐：两者同食，清爽可口，降血脂，预防高血压病。
芒果 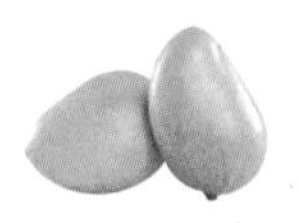 芒果具有清热生津、解渴利尿、益胃止呕等功效。	**芒果+猪肉：**两者均有美容养颜之功效，同食可使皮肤细嫩光滑、富有弹性。
	芒果+牛奶：两者同食，有强壮身体之功效。

冬瓜 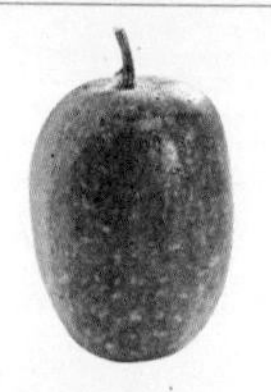 谷雨时节要防湿邪，水湿在体内聚集，容易导致尿少水肿。而冬瓜可以利尿消肿、清热祛湿，对慢性肾炎水肿、营养不良性水肿、孕期水肿有一定疗效。	**冬瓜+鸡肉**：两者同食，具有清热排毒、美容养颜之功效。 **冬瓜+海带**：两者同食，适合高血压病、水肿及肥胖症患者食用。 **冬瓜+平菇**：两者同食，对消除孕期水肿非常有益。 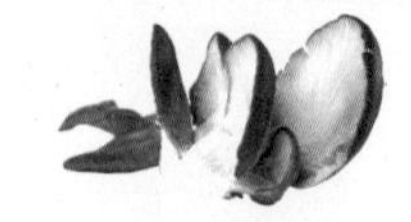
红豆 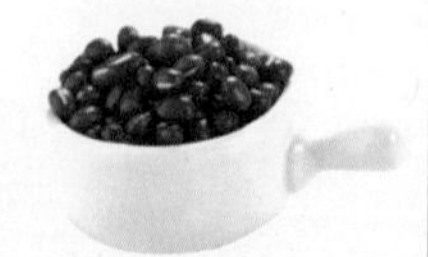 红豆具有健脾益气、利水祛湿、消肿解毒、和血排脓、通乳汁以及轻身减肥等功效，所以对肾病、水肿患者以及产妇催乳非常有益，红豆非常适宜谷雨时节食用。	**红豆+鲫鱼**：鲫鱼是有名的通乳食物，与红豆同食，会提高滋补功效。 **红豆+花生**：两者同食，有消肿利水、补益心脾之功效。 **红豆+红枣**：两者同食，有补益心脾之功效。 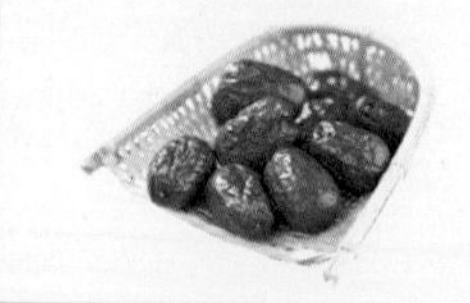

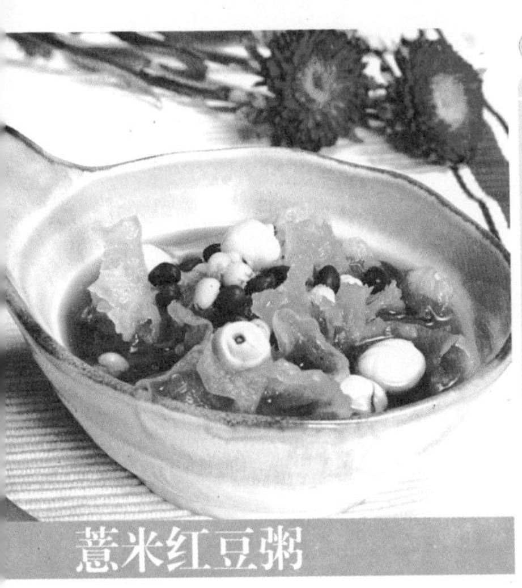

薏米红豆粥

食补妙方推荐

功效

薏米、红豆都有良好的利水、祛湿、消肿作用，与具有清热安神作用的莲子及具有美容瘦身功效的银耳搭配，利水消肿的作用更强。

材料 薏米、红豆各适量，银耳50克，莲子少许。

调料 白糖少许。

做法

❶ 薏米、红豆淘洗干净，浸泡大约30分钟；银耳泡发涨开，撕小片；莲子浸泡20分钟，备用。

❷ 锅中先放薏米、红豆、莲子煮至熟烂，再加银耳片一起煮熟，最后加白糖调味即可。

谷雨常见病老偏方速查

关节炎药方

白芥子、生姜各15克，同研细末贴于痛处。白芥子味辛性温，入肺、胃经，有温中散寒、通络止痛等功效，可缓解脑卒中不语、四肢痹痛麻木、跌扑肿痛等症。

独活乌豆汤

独活9～12克，黑豆100克，米酒适量。将独活、黑豆放入清水（约2000毫升）中，小火煎至500毫升，取汁，去渣，兑入米酒，1日内分2次温服。本方具有祛风胜湿、通络止痛作用。

关节炎单方

淫羊藿250克，切细后，用白酒泡浸7天，适量服。淫羊藿有补肾壮阳、祛风祛湿作用，可缓解风湿痹痛、四肢酸痛、腰膝无力等症。

谷雨宜垂钓

中医学认为，长时间沐浴在大自然的怀抱，有利于人体的新陈代谢，可缓解大脑疲劳。适合垂钓的地方大多都在郊外的水边河畔，空气异常清新，负离子含量比城市高出许多，对人体健康非常有利。

另外，钓鱼时讲究静中有动，动中有静，动静结合。钓鱼时钓者的注意力必须高度集中，全神贯注，心无所思，耳无所闻，眼、脑、神专注水面上漂子的沉浮。这时大部分脑神经得到充分的休息，使身体得到深层的锻炼，从而起到调节神经、消除疲劳、增补元气的作用。

谷雨时节宜早睡早起

谷雨时节时，自然界万物开始生长，人们应该做到早睡早起，在春光中舒展四肢，呼吸新鲜空气，舒展阳气，以顺应春阳萌生的自然规律。睡好才能精神好，可以通过睡前保健提高睡眠质量。睡前保健的重点是调摄心神，要做到“先睡心，后睡眼”，即在睡前保持心里宁静。

夏季饮食养生原则

夏季重养阳

夏季天气炎热，人体阳气外发，皮肤腠理开泄，加上乘凉饮冷，会损伤人体的阳气，所以夏季宜养阳。

夏季宜养脾

夏季人体消耗较大，需要加强脾的运转，从食物中吸收营养，而且湿邪容易伤脾，所以夏季要养脾。健脾益气，开胃增食。

夏季饮食养生要点

多喝水

夏季每天至少饮用2000毫升的水，以维持身体电解质平衡。习惯饮用咖啡、茶等饮料的人，由于咖啡利尿、消耗水分，容易造成脱水现象，所以需要补充更多的水来平衡。另外，可多食用有生津止渴作用的酸梅、山楂、乌梅、甘草等食材。

清淡

夏季天气炎热，因此会造成心烦、消化功能降低，且易出现乏力倦怠、胀气、食欲缺乏等现象，故应以新鲜、清淡、滋阴的食物为主，避免肥腻食物。

安神养肺

一些食物，如莲藕、莲子安神，百合养肺，都适合入菜。黑木耳、扁豆及传统豆腐、芹菜有降火功效，也是夏季菜肴佳品，而食用西瓜、苦瓜、番茄、黄瓜等蔬果也有好处。

不宜大量食用辛辣油腻食物

如葱、姜、蒜等辛辣食物不宜大量食用，以免加重肠胃负担。另外“羊肉炉”“烧酒鸡”等进补菜，夏天也不适合食用，且高盐和高脂的食物也要避免食用。

多吃苦味食物

因为苦味食物中含有的生物碱能够消暑清热、促进血液循环、舒张血管，所以夏天以苦味食物入菜，不但可以清心除烦、醒脑提神，而且可以增进食欲、健脾利胃。

立夏是廿四节气中的第七个节气，在每年公历的5月5日前后。此时全国各地气温明显升高，饮食上要开始注意对心的养护，以清暑解热、护胃养脾、易消化的食物为主。

立夏饮食宜养心清暑

立夏宜吃食物速查

<table>
<tr><td rowspan="3">丝瓜
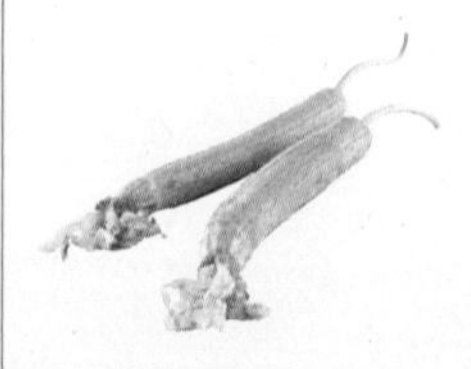
现代营养学认为，丝瓜富含维生素C，有祛斑、预防青春痘、预防老年斑、延缓皮肤衰老等作用；丝瓜含有皂苷类物质，具有一定的强心作用。因此，立夏时节很适合吃丝瓜。</td><td>丝瓜+鸡蛋：两者同食，有清热解毒、滋阴润燥、养血通乳之功效。</td></tr>
<tr><td>丝瓜+菊花：两者同食，有祛风化痰、清热解毒、凉血止血之功效。</td></tr>
<tr><td>丝瓜+虾皮：两者同食，不仅能通乳、解毒，而且能滋肺、补肾。
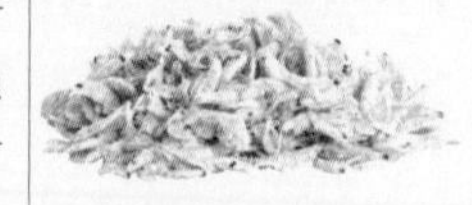</td></tr>
</table>

豆腐

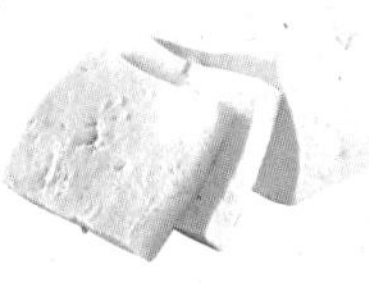

豆腐具有调和脾胃、补中益气等功效，夏季人体新陈代谢加快，热量消耗大，因此必须增加蛋白质的供应量，而蛋白质可以从豆腐中摄取。

豆腐+紫菜：紫菜可以弥补豆腐中所缺乏的碘，提高营养价值。

豆腐+鱼肉：鱼肉可以弥补豆腐中赖氨酸的不足，大大地提高了营养价值。

豆腐+番茄：两者同食，会使营养更加全面。

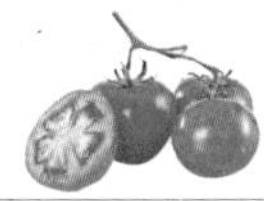

杨梅

杨梅味甘酸性温，具有生津止渴、和胃消食、止吐止痢的功效，适合立夏时节食用。另外，杨梅中维生素C的含量非常丰富，对健康有益。

杨梅+荸荠：两者均营养丰富，同食更益于身体，而且对铜中毒也有一定功效。

杨梅+白酒：两者搭配制成梅酒，有开胃之功效，对腹泻、痢疾等症有缓解作用。

杨梅+绿豆：煮绿豆粥时加些杨梅，有清热解毒、健脾开胃之功效。

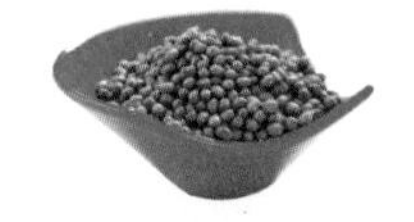

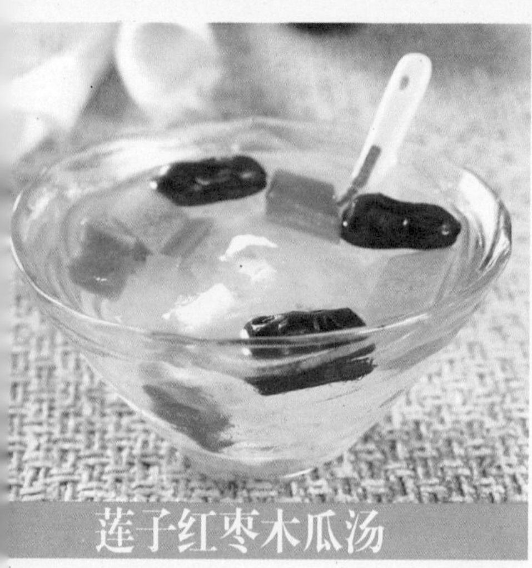

莲子红枣木瓜汤

食补妙方推荐

功效

常食莲子可祛百病。这种说法虽夸张，但莲子具有药用价值，却是一个不可否认的事实。本汤可养心安神，适合立夏时节饮用。

材料 木瓜1个，银耳30克，红枣、莲子各适量。

调料 冰糖适量。

做法

① 木瓜清洗干净，去皮、籽后切小块备用。

② 银耳用温水泡至完全回软后，洗净备用。

③ 红枣泡发洗净；莲子泡发后，去除莲心，洗净。

④ 锅内放水，加入所有材料和调料，先用大火烧开后改用小火煲1～2小时即可。

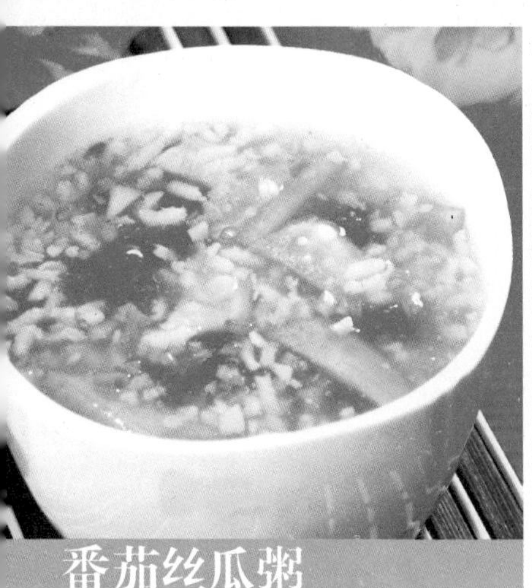

番茄丝瓜粥

食补妙方推荐

功效

番茄中的番茄红素具有抗氧化能力，丝瓜富含B族维生素，有健脑的作用。本汤不含任何脂肪，是动脉粥样硬化患者的养生佳品。

材料 丝瓜500克，番茄3个，粳米半杯，葱花、姜末各适量。

调料 盐少许。

做法

❶ 丝瓜洗净，去皮，切小片；番茄洗净，切成小块。

❷ 粳米淘洗干净，入锅，加适量清水，置火上煮沸。

❸ 改小火煮至八成熟，放入丝瓜片、葱花、姜末、盐煮至粥熟，再放番茄块煮沸即成。

黄褐斑方

白花蛇舌草、茯苓各20～30克，当归、白术、白芍各15克，白蒺藜、白芹各12克，柴胡、白僵蚕、桃仁（打碎）各10克，红花、甘草各6克。每天1剂，水煎3次，分早、中、晚服，月经期停服。药渣加水浓煎，滤取药液先熏、后洗患部。早、晚各1次，每次15～20分钟，洗后再用温水冲之。

荆防草物白花汤

荆芥、当归、旋覆花、制白附子、枇杷叶各10克，赤芍、生地黄、白术、益母草各15克，防风、白芷、白茯苓、白蒺藜、白僵蚕各12克，川芎、佛手花、菊花、凌霄花、玫瑰花、厚朴花各6克。本方具有调冲任、和气血、祛瘀消斑的功效。

立夏宜踢毽子

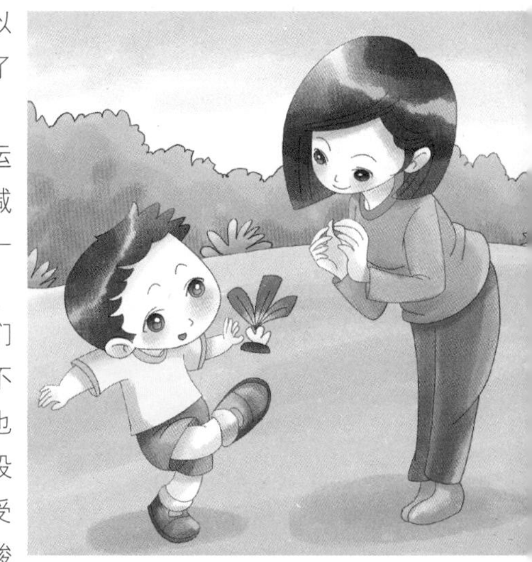

立夏以后，就进入了炎热的夏季。此时人们的运动量相对减少，很多人一坐就是一天。慢慢地，人们会感觉颈椎不舒服，腰椎也不舒服，屁股生茧，尾骨受伤，肌肉酸痛，连食欲都不如以前好了。这都是久坐不活动引起的。此时不妨踢踢毽子，活动一下全身。踢毽子时通过抬腿、跳跃、屈体、转身等运动，能使身体各部位都得到很好的锻炼，有效地提高关节的柔韧性和身体灵活性，增强血液循环和新陈代谢。踢毽子还可健脑，并能锻炼精神高度集中，增强反应能力。

小满是廿四节气中第八个节气，在每年公历的5月21日前后。从小满开始，北方大麦、冬小麦等夏收作物已经结穗，籽粒渐渐饱满，但尚未成熟，所以叫小满。

小满清淡饮食防未病

<table>
<tr><th colspan="2">小满宜吃食物速查</th></tr>
<tr><td rowspan="4">薏米
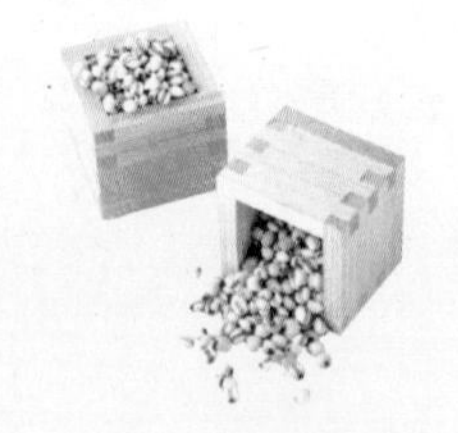
中医认为，小满时节天气开始闷热潮湿，这样的天气最易伤害脾胃功能而导致消化不良、食欲缺乏。小满时节须防湿，故可经常食用具有健脾益胃、利湿功效的薏米。</td><td>薏米+胡萝卜：两者同食，具有美容保健的强大功效。</td></tr>
<tr><td>薏米+冬瓜：两者同食，有利湿消暑之功效。</td></tr>
<tr><td>薏米+银耳：两者同食，可滋补生津，有利于缓解和改善脾胃虚弱。</td></tr>
<tr><td>薏米+香菇：两者同食，有防癌抗癌之功效。</td></tr>
</table>

毛豆 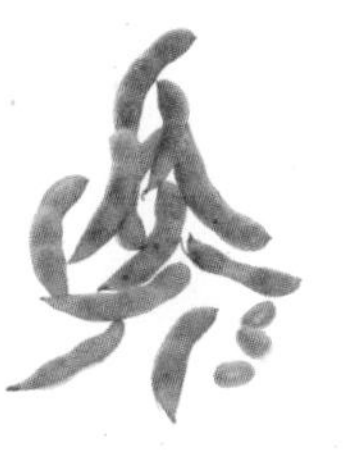 毛豆中的钾含量很高，夏天常吃，可以帮助弥补因出汗过多而导致的钾流失，从而缓解由于钾的流失而引起的疲乏无力和食欲下降症状。	**香菇+毛豆：**两者同食，有预防心血管疾病的功效。 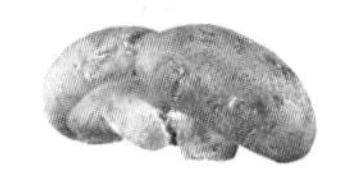 **花生+毛豆：**两者同食，可健脾益智。 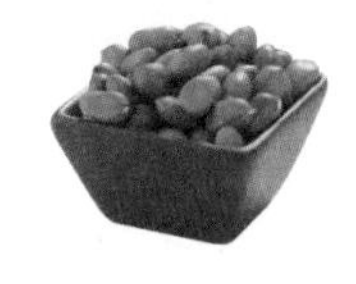
圆白菜 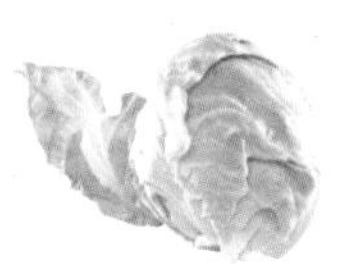 圆白菜有健脾养胃、行气止痛之功，能促进人体新陈代谢，提高人体免疫力。常食圆白菜，对慢性消化系统疾病的患者尤为适宜。因圆白菜热量和脂肪含量低，它还是夏季减肥瘦身的佳品。	**圆白菜+干辣椒：**两者一起炝炒，开胃又有营养。 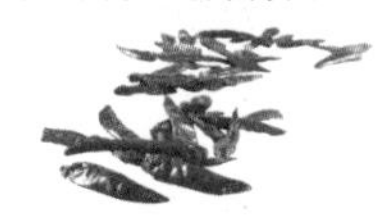 **圆白菜+番茄：**两者同食，有益气生津之功效。 **圆白菜+虾皮：**两者同食，可增加人体对碘的吸收。 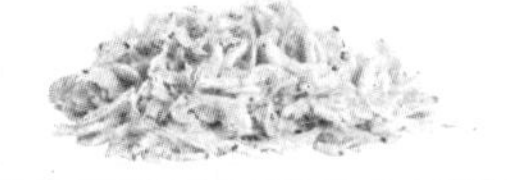

绿豆 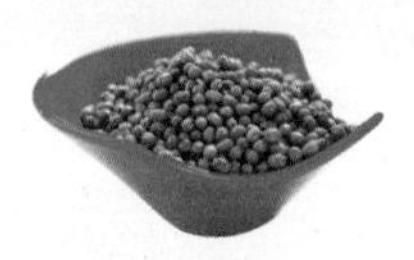 中医认为，绿豆有清热解毒、去火消暑等功效。夏季常喝绿豆汤，既可防暑又可利湿祛邪，而且可预防皮肤病的发生。	**绿豆+百合**：百合可润燥，绿豆可清热解暑，两者搭配食用，有润肺清心之功效。 **绿豆+南瓜**：两者都有解毒清热之功效，同食对降低血糖有一定功效。 **绿豆+莲藕**：两者同食，对高血压病和肝胆病有一定的改善作用。
燕麦 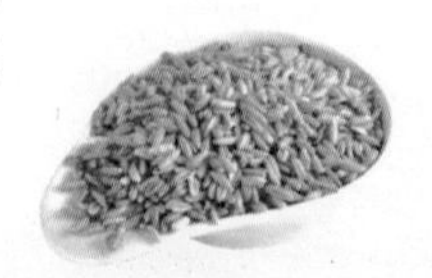 燕麦具有降血压、降胆固醇、防治心脏疾病等功效，它富含可溶性纤维和非可溶性纤维。可溶性纤维可大量吸纳体内胆固醇；非可溶性纤维有助于消化，能预防便秘。夏季食欲缺乏，可食用燕麦调养脾胃。	**燕麦+百合**：煮燕麦时加入百合，不仅口感好，还能够润肺止咳、解渴除燥。 **燕麦+南瓜**：两者同食，可以更好地降低血糖。 **燕麦+红枣**：两者同食，具有强大的补血功效。 **燕麦+橙子**：两者同食，可有效预防胆结石。 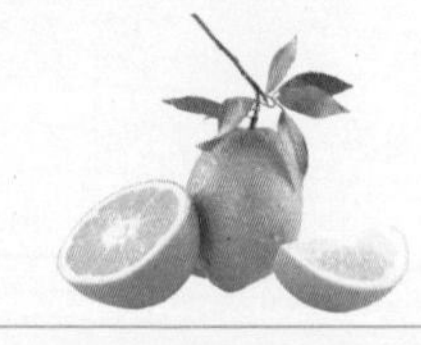

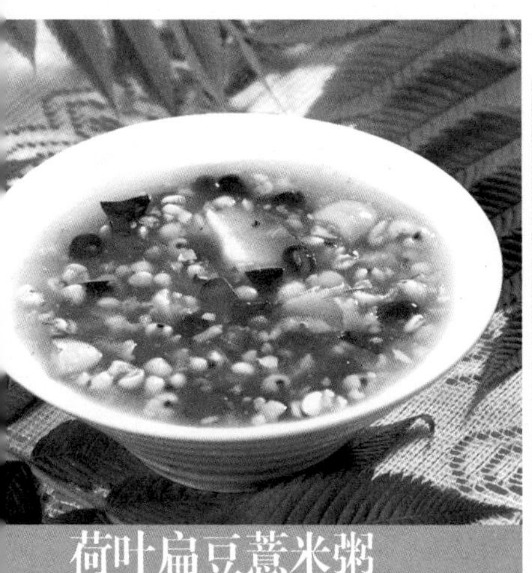

荷叶扁豆薏米粥

食补妙方推荐

功效

红豆、薏米都有很好的利湿作用，可消肿、解毒。故这道荷叶扁豆薏米粥具有消暑、祛湿的功效，为夏季消暑佳品。

材料 扁豆1大匙，红豆2小匙，山药块、木棉花各15克，薏米2大匙，荷叶、灯心草少许。

调料

做法

❶ 红豆洗净；薏米淘洗干净，备用。

❷ 扁豆洗净；荷叶洗净后撕成小块。

❸ 所有材料一同放入锅中，加适量水，以小火煮粥，煮至材料熟透即可。

湿疹方

麻黄6克，连翘9克，红豆24克，生姜3片，红枣4枚。水煎服。本方具有清热化湿、排毒养颜、养血祛风的功效。适用于湿疹患者。

脚气方

芦荟、苦参、白鲜皮、狼毒、密陀僧、大风子、防风各30克，冰片20克。将上述药材除冰片外打碎熬15分钟，后放冰片，用药汁浸泡双脚，对脚气早、中期疗效好。15天为1个疗程。

祛汗斑方

密陀僧、雄黄等份，共研细末，用黄瓜蒂蘸涂患处；生白附子、硫黄、轻粉、密陀僧各等份，共研细末，用生姜切片蘸涂患处。

小满宜下棋

夏季下棋是一项安静的休闲活动，不劳形，只劳神，只要掌握方寸，对养生健身是有好处的。下棋，要选择晒不到太阳、通风阴凉的地方，旁边放一杯消暑的清茶，鏖战于围棋盘上，运筹作战，把暑热抛到九霄云外。下棋虽然不是跑、跳、打球、游泳等激烈的体育运动，但是神经系统的紧张程度、大脑对各种营养物质的消耗，往往超过其他运动项目。脑力运动和体力运动一样，对身体的新陈代谢有很大影响。棋类运动能锻炼大脑，使它的工作能力增强，延缓衰老。

小满时节作息要科学

小满之后，昼长夜短，如果睡眠不好，白天身体容易困倦疲乏，所以要做到起居有规律，即早睡早起，按时入睡。坐卧时应注意：不要贪图凉快，在潮湿的木板上睡卧，否则会导致头重身疼或患各种风湿性疾病；另外，不要在晒热的椅凳及砖石上坐卧，以防热毒侵入皮肤，生疮或毒疖。

芒种是廿四节气中的第九个节气，在每年公历的6月5日或6日。此时正是播种最忙的季节，也是细菌、病毒等病原微生物容易繁殖的季节，因而要注意预防疾病。

芒种饮食宜滋阴强身

芒种宜吃食物速查

黄瓜	
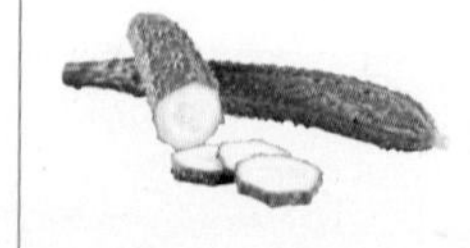 黄瓜有清热、解渴、利水、消肿之功效。如果在芒种时节吃得过于油腻，可能容易烦躁、口渴、咽喉痛或痰多，吃些黄瓜就能解决这些问题。但是黄瓜偏寒，不宜食用过多。	**黄瓜+黑木耳：** 黄瓜有减肥之功效，黑木耳有补血养气之功效，二者同食功效将会大大提高。
	黄瓜+猪肉： 两者同食，有清热解毒、滋阴润燥之功效。
	黄瓜+蒜： 两者同食，有清热、解毒、杀菌之功效，经常同食可降低胆固醇。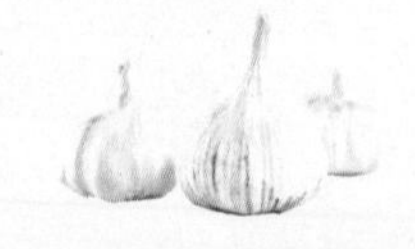

荞麦

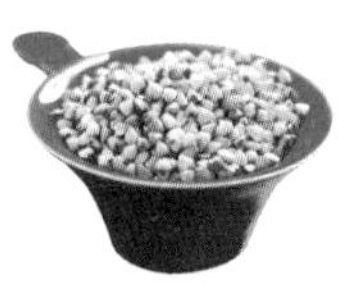

荞麦含有多种维生素、蛋白质等，具有健脾祛湿、消积降气、增气力、止汗等作用；同时，荞麦还可杀菌消炎，有“消炎粮食”的美称。芒种时节出汗较多者，可以多吃荞麦。

荞麦+猪瘦肉：两者同食，具有止咳、平喘之功效，同时对心血管病有一定的缓解作用。

荞麦+蜂蜜：两者同食，有止咳之功效。

荞麦+黄豆：两者同食，对维生素B_1缺乏病（脚气病）有一定的改善作用。

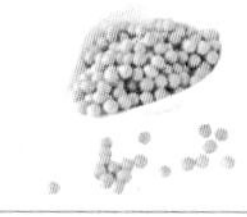

菠萝

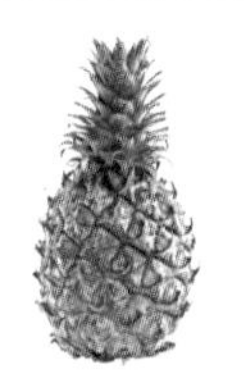

初夏正是满街菠萝飘香的时节，菠萝具有生津和胃、解暑益气的作用，而且菠萝含有消化蛋白质的酶，有促进消化和吸收的作用，芒种时节尤其适用。

菠萝+冰糖：两者搭配食用，具有生津止咳、醒酒开胃之功效。

菠萝+猪肉：菠萝里含有菠萝蛋白酶，可分解猪肉蛋白质，促进人体的消化吸收。

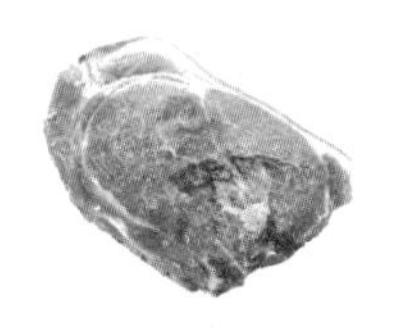

<table>
<tr>
<td rowspan="2">番茄
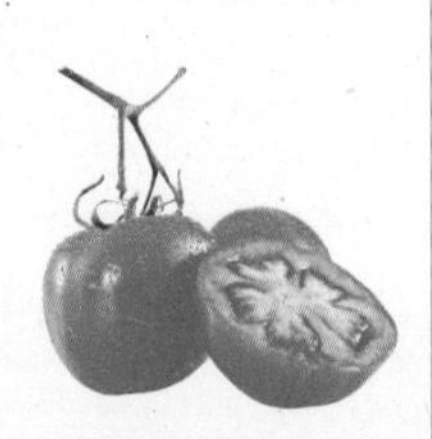
番茄具有生津止渴、健胃消食、清热解毒、补血养血、降脂降压的作用。</td>
<td>番茄+菜花：两者均具有清理血液中杂物的作用，同食可以增强预防血管疾病的功效。</td>
</tr>
<tr>
<td>番茄+鸡蛋：两者同食，可健美、抗衰老，并有助于营养的吸收。
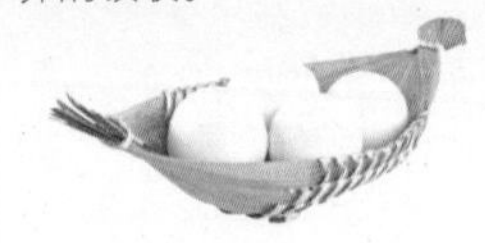</td>
</tr>
<tr>
<td rowspan="3">枇杷
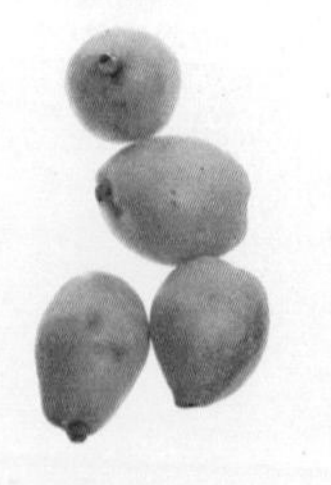
枇杷具有增进食欲、止渴解暑、清肺化痰作用，初夏如果出现感冒上火、流黄鼻涕、大便干、小便黄等症状，都可以食用枇杷来清热去火。</td>
<td>枇杷+薏米：两者同食有清肺散热之功效，尤其适用于肺热所致的粉刺。</td>
</tr>
<tr>
<td>枇杷+蜂蜜：两者同食，可润喉止咳，适用于伤风感冒患者。</td>
</tr>
<tr>
<td>枇杷+石榴：两者都含有果酸与枸橼酸，有助于增进食欲、帮助消化、增强体能。
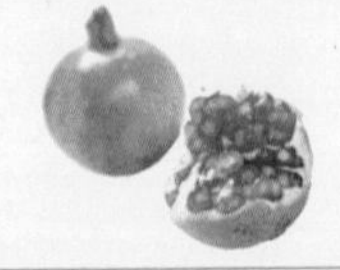</td>
</tr>
</table>

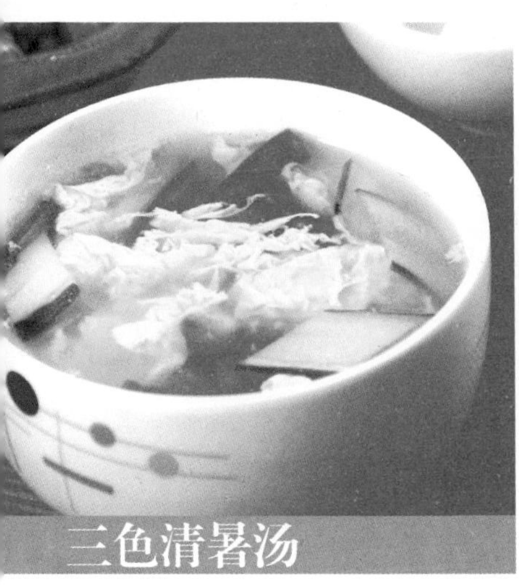

三色清暑汤

食补妙方推荐

功效

黄瓜有清热、解渴、利水、消肿的作用，番茄有开胃的功效。在芒种时节，三色清暑汤会为你清除烦热，使你胃口大开。

材料 番茄、鸡蛋各1个，黄瓜1根。

调料 盐、鸡精、香油各少许。

做法

❶ 番茄洗净，用开水冲烫，去皮后切片；鸡蛋打入碗中搅匀；黄瓜洗净后切成斜片。

❷ 锅内倒入清水，烧开后放入黄瓜片、番茄片，再次烧开后倒入鸡蛋液，顺时针搅匀成蛋花，再加盐、鸡精、香油调味即可。

带状疱疹方

鲜马齿苋适量，捣烂加适量花生油搅拌均匀，晚上敷于疱疹部位，并用纱布固定好，每天换药1次。

斑秃方

百部、当归各10克，斑蝥2克。将这3味药装瓶，加入白酒60毫升浸泡。3天后即可用药棉蘸取涂搽，每天1次，连用1月为1疗程。本方主要用来辅助治疗斑秃，有促进毛发再生的功效。

脱发单方

桑树根皮20克，水3000毫升，烧开，晾至水温适宜后，洗头，每天1次。洗后另用清水冲洗，能促进头皮血液循环，有固发作用，并可改善头屑、头痒症状。

芒种时节，日常起居有讲究

芒种时节要晚睡早起，适当地接受阳光照射，以顺应阳气的充盛。夏日昼长夜短，中午小憩可助消除疲劳，有利于健康。芒种过后，午时天热，人易出汗，为避免中暑，芒种后要常洗澡，这样可使皮肤疏松，“阳热”易于发泄。

芒种要防潮，更要防病

夏季气温升高，空气湿度增加，致使体内的汗液无法通畅地发散出来，即热蒸湿动，湿热弥漫空气，人体皮肤所接触的、呼吸的均是湿热之气，往往使人感到精神困倦、萎靡不振。因此，在芒种时节里不但要注意雨期，防晒防潮，更要注意养生保健。

芒种预防“夏打盹”

“夏打盹”是由于夏季温度高，钾元素随汗液大量排出又得不到及时补充而导致人们倦怠疲劳、精神不振的一种现象。人体大量出汗后，不要马上喝过量的白开水，可喝些果汁或糖盐水，防止血钾过分降低即可预防“夏打盹”。

夏至是廿四节气中的第十个节气，在每年公历的6月21日或22日。此时是北半球白昼时间最长的一天，但并不是1年中天气最热的一天，日常饮食宜清淡不宜肥甘厚味。

夏至饮食以温和为主

夏至宜吃食物速查	
西瓜 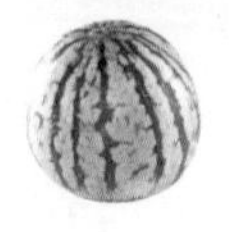 对于那些因“苦夏”而吃不下饭、食欲缺乏者，吃西瓜有开胃、助消化等功效。	**西瓜+绿茶：** 西瓜和绿茶均有生津止渴之功效，两者同饮，解渴、提神功效将会更强。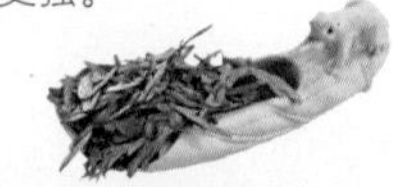
蛤蜊 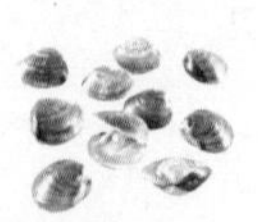 食用蛤蜊后，常有一种清爽宜人的感觉，适合夏至时节食用。	**蛤蜊+豆腐：** 两者同食，可以有效调理气血不足之症，还可改善皮肤粗糙。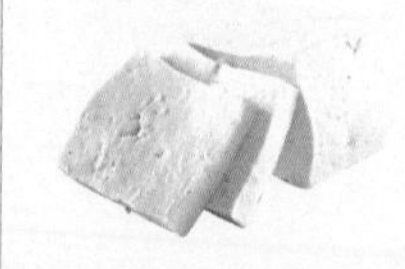

莲藕

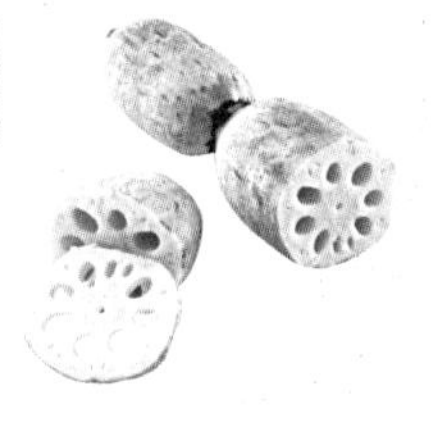

生莲藕味甘性寒，可以清热润肺、化瘀凉血、开胃止呕、除烦解渴，有清热生津、凉血止血的食疗效果。夏至生吃莲藕能清热解烦、解渴止呕。

莲藕+糯米：两者同食，有补中益气、养血之功效。

莲藕+百合：两者同食，有润肺止咳、清心安神之功效。

莲藕+芹菜：两者同食，有滋补身体、消除疲劳、补充体力、增强抵抗力之功效。

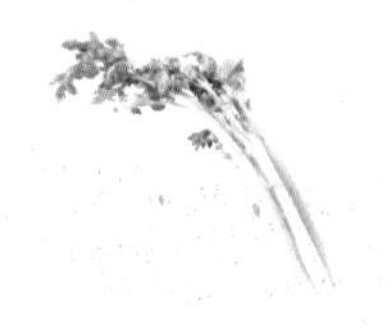

海带

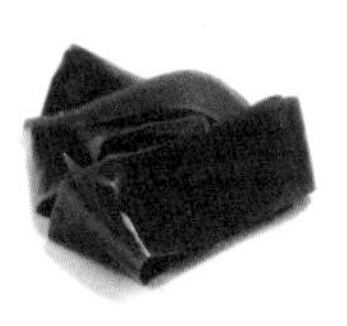

海带具有抗癌排毒的功效，适合夏至食用。同时，海藻类食物所富含的纤维素可以使胃肠蠕动增加，预防便秘。

海带+排骨：两者的蛋白质含量都非常丰富，同食可迅速补充体力。

海带+豆腐：两者同食，可让碘在体内处于平衡状态。

海带+黑木耳：两者同食，有排毒、促进营养物质吸收之功效。

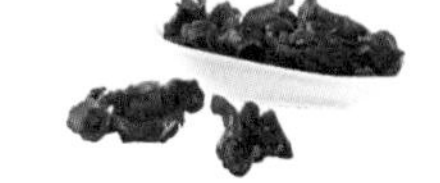

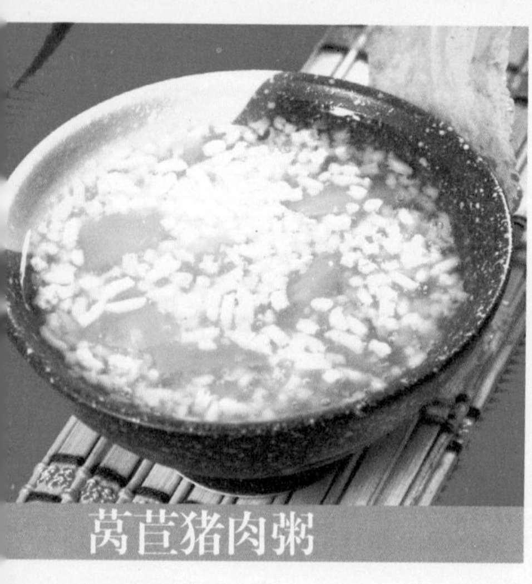

莴苣猪肉粥

食补妙方推荐

功效

莴苣入大肠、脾、胃经，有清热利尿、通脉下乳之功。这道粥具有健脾胃、通乳汁的功效。

材料 莴苣100克，猪肉50克，粳米半杯。

调料 盐2小匙，香油少许。

做法

❶ 莴苣去根去皮，洗净，切小块。

❷ 将猪肉洗净血水，剁成肉末，备用。

❸ 粳米淘洗干净，加水煮沸后放入盐、猪肉末、香油，煮至粥将熟时加入莴苣块，熬煮成粥即可。

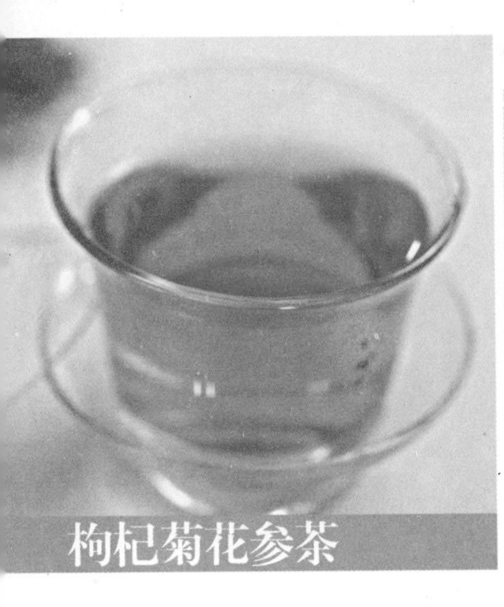

枸杞菊花参茶

食补妙方推荐

功效

此茶能提神益气，适用于嗜睡者。夏季容易犯困，适合饮此茶。

材料 菊花、西洋参各3克，枸杞子10克。

调料 无

做法

❶ 把西洋参切片备用。

❷ 将西洋参片、菊花、枸杞子一同放到茶杯中，用沸水冲泡，几分钟后即可滤渣饮用。

鲜竹叶茶

鲜竹叶50克，鲜葫芦茶25克，菊花5克，甘草10克。以上材料水煎当茶饮，供4～5人服用，每3～5日1次，本方可用于中暑的预防及辅助治疗。

绿豆酸梅茶

绿豆200克，梅子100克，白糖适量。将绿豆、梅子洗净，加水煮熟，滤取汤汁，调入白糖，代茶饮用，每日1剂。本方具有清热解毒、祛暑生津的功效，可用于辅助治疗痱子。

痱子外用方

鲜嫩黄瓜数条。将黄瓜洗净切碎，捣烂取汁，涂于患处，每日数次。

夏至宜扇扇子

夏至时节，有些人贪凉，整个夏天总是躲在温度舒适、恒定的空调房间里。殊不知空调给人带来凉爽的同时也带来了很多负面的影响。此时建议大家采用传统的取凉方法——扇扇子。扇扇子不但可以带来凉爽，同时也是一种很有意思的运动。

扇扇子是一种需要手指、腕和肩部关节、肌肉协调配合的上肢运动。盛夏时节，老年人经常扇扇子纳凉，正是锻炼上肢、关节、肌肉的好机会，扇扇子不仅可以促进肌肉的血液循环，而且能够增加上肢肌肉力量和关节协调配合的灵活性。此外，扇扇子还可以有效地刺激两大脑半球，增加脑血流量和脑血管的柔韧性，从而增强脑细胞功能，减少脑血管疾病的发生。

夏至养生“三字经”

◎**均：**营养摄入要均衡。

◎**碱：**多进食碱性食物。夏季人体体质偏酸性，长期处于酸性状态，不利于健康。

◎**水：**补水要及时正确。夏季人体水分流失比较大，因此，必须及时补充水分。

小暑是廿四节气中的第十一个节气，在每年公历的7月7日或8日。暑，表示炎热的意思，小暑为小热，还不十分热，但细菌滋生，疾病多发，所以饮食需既能补充营养，又能帮助消化。

小暑饮食多素少荤

小暑宜吃食物速查

食物	搭配
泥鳅 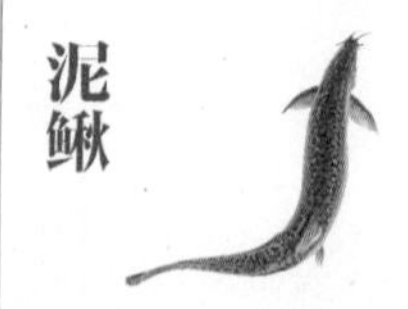 在烦热、饮水多的小暑时节，适当吃些泥鳅，可以很好地消渴利尿。	**泥鳅+蒜：** 两者用大火煮熟后食用，可有效缓解营养不良性水肿。 **泥鳅+豆腐：** 两者搭配同烹，有生津败火之功效。 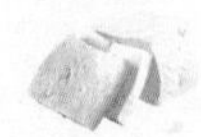
黄鱼 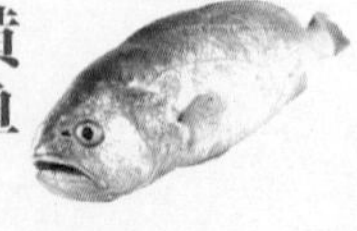 对体质虚弱者和中老年人来说，黄鱼最适合夏季食用。	**黄鱼+莼菜：** 两者同食，具有开胃、助消化的功效。 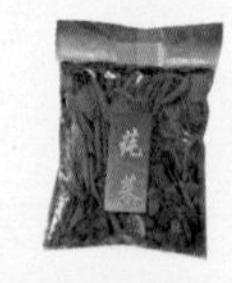

空心菜	
空心菜 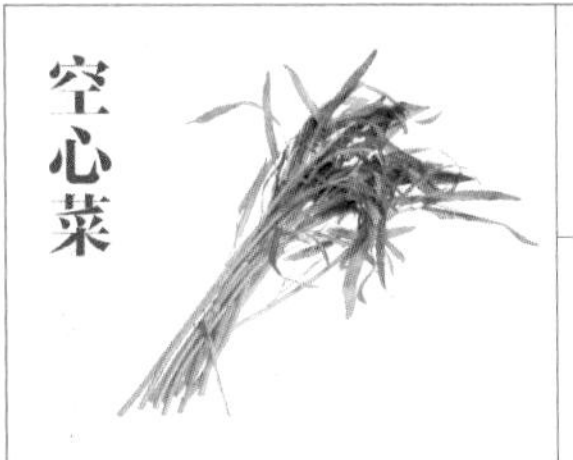 空心菜有清热凉血、解毒、利尿的功效，可药食两用，另外，其汁还有降低血压的功效。	**空心菜+白萝卜：** 空心菜有缓解便秘、便血等功效，和白萝卜同食效果更佳。
	空心菜+蒜： 空心菜性寒，凉拌或清炒时放点蒜能改善其寒凉特性。 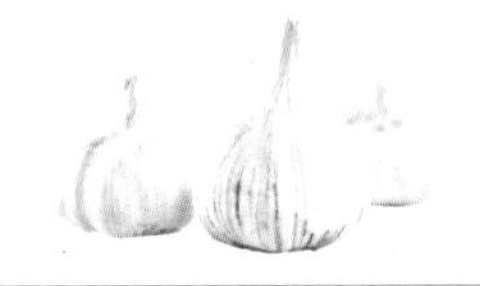
桃 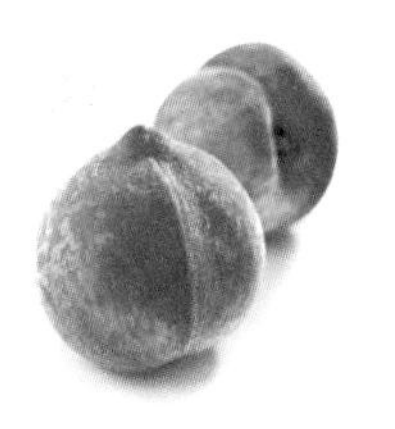 桃具有补中益气、养阴生津、润肠通便、养颜抗衰的功效，非常适宜夏季食用。另外，桃中还含有丰富的钾元素，可以帮助体内排出多余的盐分，有降低血压的辅助作用。	**桃+牛奶：** 两者同食，能为人体提供丰富的营养，并有清凉解渴之功效。
	桃+莴苣： 两者都含有丰富的钾，而且口感也很好，同食有消肿的功效。
	桃+酸奶： 桃与含蛋白质和乳酸菌丰富的酸奶同食，不但口感佳，还能加强营养。 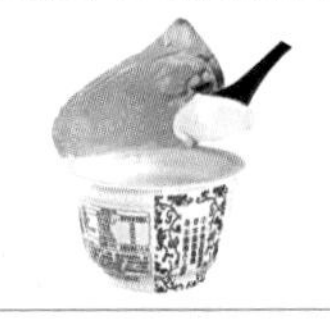

苦瓜

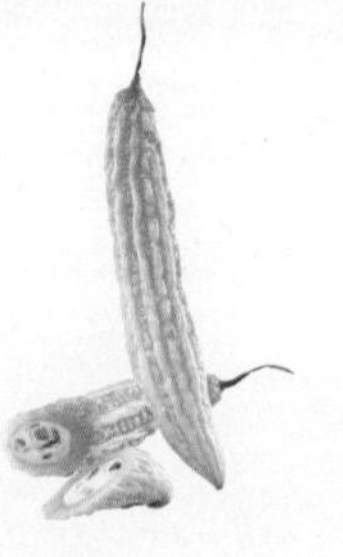

苦瓜生则性寒，生食去火，熟则性温，熟食可以养血滋肝、润脾补肾、解劳乏、祛邪热、益气壮阳、清心明目，适合夏季食用。

苦瓜+猪肉：两者同食，有增强食欲、消炎退热、清心明目、抗癌之功效。

苦瓜+鸡蛋：两者同食，有利于促进人体骨骼、牙齿及血管的健康。

苦瓜+小米：苦瓜能解暑止渴，小米也有解暑功效。两者同食，清热解暑作用显著。

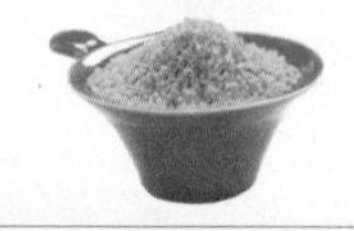

鳝鱼

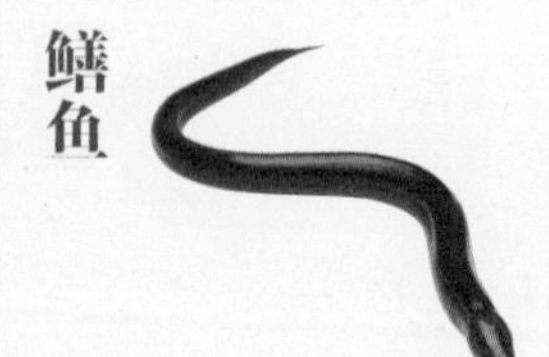

鳝鱼味甘性温，可补虚损、祛风湿、强筋骨，极其适合夏季食用。另外，鳝鱼中的鳝鱼素具有显著的降血糖和调节血糖的功效。

鳝鱼+青椒：两者同食可降血糖。

鳝鱼+木瓜：两者同食能够更好地促进营养吸收。

鳝鱼+莲藕：鳝鱼与莲藕有强肾壮阳之功效，同食可缓解体乏、瘦弱、干咳等症。

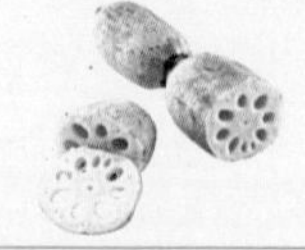

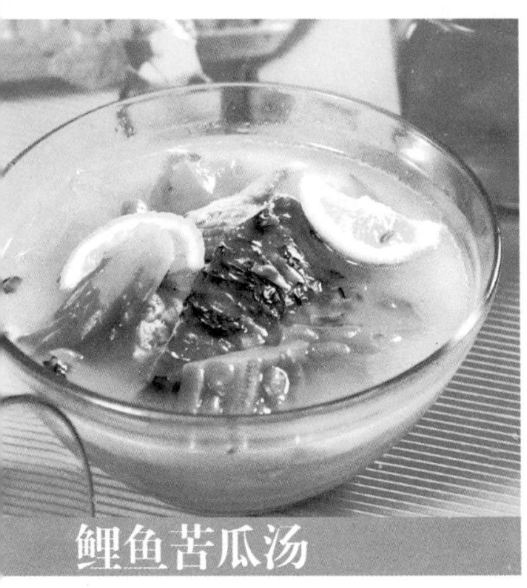

食补妙方推荐

功效

鲤鱼具有滋补健胃、利水消肿、清热解毒、止咳下气的功效，苦瓜具有增加食欲的作用。此汤有开胃健脾、清热降火、清心明目的作用。

材料 鲤鱼1条，苦瓜片200克，柠檬1/4个，姜汁1大匙。

调料 盐适量，料酒1大匙，味精半小匙，白糖少许，高汤8杯。

做法

① 鲤鱼处理干净。

② 柠檬洗净，切片。

③ 将高汤倒入汤锅中，放入所有材料、调料，大火煮开后转至小火慢煲，10分钟后即可食用。

小暑常见病老偏方速查

消化不良方

香薷、厚朴、黄连、甘草各3克，白扁豆6克，葛根、木瓜各9克，黄芪5克。水煎服每次30～50毫升，每日一剂。此方对中暑、发热、泄泻之中毒性消化不良有疗效。

小儿腹泻方

山楂、薄荷、车前子，2岁以内各6克，2～3岁各9克。煎2次，每次加水100～150毫升，两次取药液100～150毫升。每次服30～50毫升，以红糖为引，分3次服，每日1剂。

食物中毒方

生姜、紫苏叶各30克，水煎取汁，调入红糖饮服。每日1剂，2次分服。本方有祛邪解毒、和胃止呕、缓急止痛的功效。

小暑宜水中慢跑

小暑时节气候炎热，自由自在地进行水中慢跑在美国十分流行，更是夏季消暑的好运动。

水中慢跑，能平均分配身体负载，比在陆地上跑有明显的优点。在陆地跑步，运动者的双足往往经常撞击地面，这样人体的足部、膝部和臀部都受到震荡，所以常常导致肌肉扭伤或韧带拉伤。而在深水中，下肢受到的震荡为零，因而不会出现上述事故。

另外，由于水的阻力是空气阻力的12倍，在水中跑45分钟相当于在陆地上跑2个小时，对想要在炎炎夏季减肥的肥胖者尤其适宜。

长坐露天木椅伤脾肺

夏天气温高，湿度大，久置露天的木质椅凳，由于风吹雨淋，含水分较多，虽然表面看上去是干燥的，但经太阳一晒，便会向外散发潮气，在上面坐久了会诱发皮肤病、痔疮、风湿和关节炎等症。

大暑是廿四节气中的第十二个节气，在每年的公历7月22日前后。大暑正值“中伏”前后，我国大部分地区开始进入一年中最热的时间。此时饮食不宜肥腻，要清凉消暑。

大暑清凉饮食治冬病

<table>
<tr><th colspan="2">大暑宜吃食物速查</th></tr>
<tr><td rowspan="4">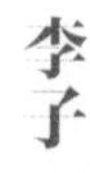

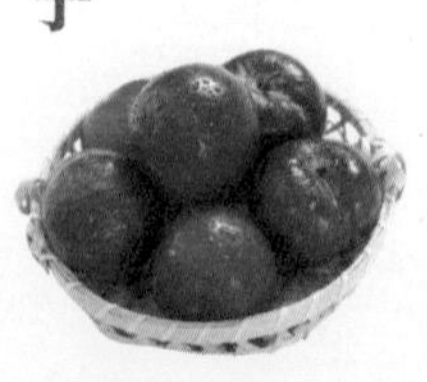
李子能促进消化，增加食欲，为胃酸缺乏、食后饱胀、大便秘结者的食疗佳品，适合大暑时节食用。但要注意不能过量食用，否则适得其反，损伤肠胃。</td><td>李子+坚果：两者同食，有预防贫血、增进食欲、促进儿童成长之功效。</td></tr>
<tr><td>李子+红糖：李子与红糖用水煎煮、含漱，不仅可改善女性赤白带下，还可缓解牙痛症状。</td></tr>
<tr><td>李子+冰糖：两者一起炖食，有润喉开音之功效。</td></tr>
<tr><td>李子+香蕉：两者同食，有美容养颜之功效。</td></tr>
</table>

鸭肉 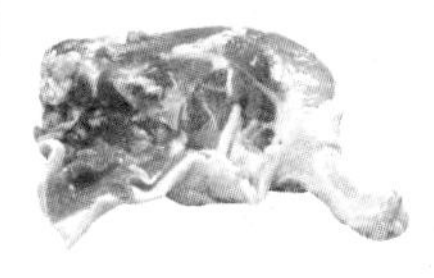 鸭肉是夏令清补佳品之一，既能补充过度消耗的营养，又可祛除暑热给人体带来的不适。所以夏季喝鸭汤最宜人。	**鸭肉+芋头：**两者同食，有预防贫血、增进食欲之功效。 **鸭肉+红豆：**两者同食，有利尿解毒之功效。 **鸭肉+竹笋：**两者一起炖食，可缓解老年人痔疮下血症状。 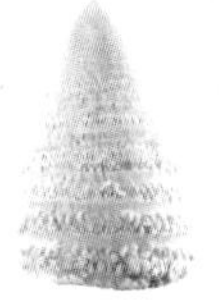
荔枝 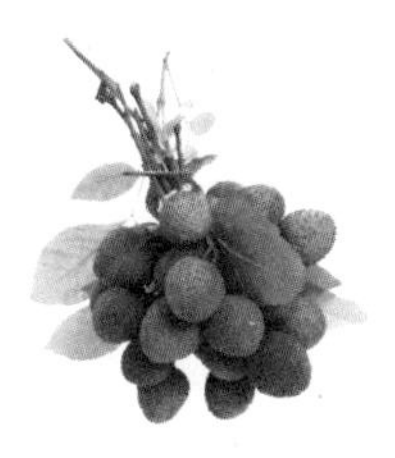 中医认为，荔枝味甘酸性温，入脾、肝两经，有生津益血之功，体寒之人可以在大暑时节多吃些荔枝，以补阳助火。	**荔枝+酒：**两者同食，具有健脾开胃、缓解胃脘胀痛之功效。 **荔枝+海鲜：**两者同食，海鲜的寒性恰好可以中和荔枝的热性。 **荔枝+红枣：**两者同食，具有补血及美容养颜之功效。 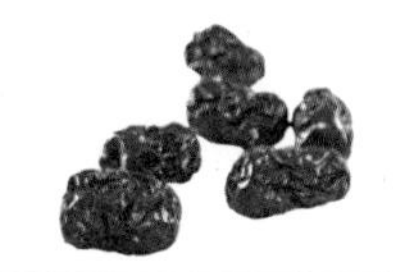

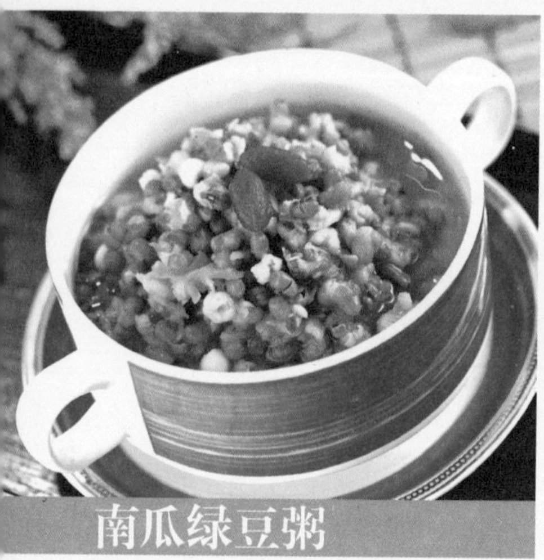

南瓜绿豆粥

功效

绿豆有清热解毒、祛湿的功效。南瓜也具有解暑、益气、生津、祛湿的作用。故此汤防暑祛湿的功效更强，适宜在夏季常喝。

材料 南瓜块300克，绿豆200克，薏米50克，山药片30克，枸杞子适量。

调料 盐适量。

做法

❶ 锅内放清水和绿豆、薏米，以大火烧开，撇去浮沫。

❷ 加入南瓜块、山药片、枸杞子，水烧开后改用小火慢炖，至南瓜块、山药片成糊，绿豆酥烂，最后加盐调味即可。

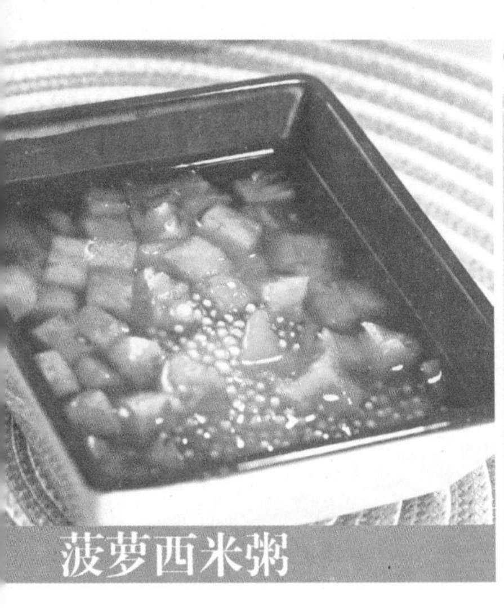

菠萝西米粥

食补妙方推荐

功效

菠萝搭配西米熬成粥，很适合食欲缺乏的人食用，此粥既可增进食欲，又可美容养颜，女性朋友不妨在大暑时节多食用几次。

材料 菠萝1个，西米100克。

调料 白糖适量。

做法

❶ 将菠萝去皮削好，切成大小均匀的细丁；把锅洗干净，置于火上，加适量清水烧开；西米洗净，放入开水锅内略汆烫后捞出，再用清水反复淘洗。

❷ 锅中放入适量清水烧开，加入菠萝细丁、西米、白糖，煮至米熟即可。

大暑常见病老偏方速查

阴暑症方

荆芥、紫苏子、藿香、前胡各9克，甘草3克，香薷45克，生姜3片，水煎服，1日2次。本方辛凉解表、清热燥湿，可改善阴暑症。

糖尿病单方

取干马齿苋100克，每日1剂，水煎2次，早、晚分服。适用于阴虚燥热型糖尿病，尤其是对未曾服用过西药的患者疗效显著。

重度中暑方

生石膏30克，西瓜翠衣20克，知母、麦冬、竹叶、荷梗、甘草各10克，沙参24克，水煎服。同时用紫雪丹2克或新雪丹（成药）3克，冷开水灌服。

大暑宜游泳

炎热的夏天，酷暑难忍，如能在碧水清波中畅游一番，不仅使人暑热顿消，而且能锻炼身体。

游泳对提高人的呼吸系统功能有利

水的密度比空气的密度大820倍，故人在水中呼吸要承受13千克重的压力。为了克服这种压力，呼吸肌必须用更大的力量进行吸气。呼吸肌的力量增强了，肺活量就会增大。所以，经常参加游泳锻炼的人，其肺活量可达5000毫升，而一般人肺活量只有3500毫升左右。

游泳对提高心血管系统功能有利

水温比体温低，水的导热性是空气的26倍，人体接触水后常常先引起末梢血管的收缩，继而发生适应性的扩张。这些因素能大大增强心脏的功能。

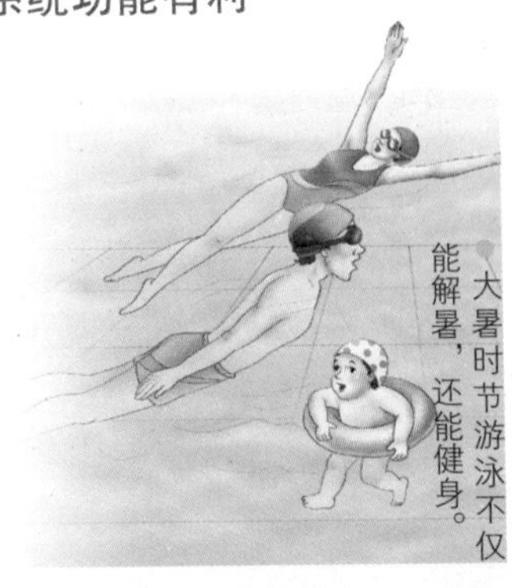

秋季饮食养生原则

秋季宜养阴

中医强调，秋季养生宜养阴。自然界万物因成熟而阳承收敛，阴精内蓄，及至严冬，天寒地冻，万物蛰伏，阳气潜藏。所以人体要顺应四时阴阳的变化规律，在秋冬之际顾护阴气，使其收敛潜藏，为来年生发奠定物质基础。

秋季宜养肺

肺为“娇脏”，性喜润而恶燥，故当秋季空气中湿度下降时，肺首当其冲。燥邪伤肺，易伤阴液，轻者干咳少痰、痰黏难咳；重则肺络受伤而出血，痰中带血。故中医认为，秋季养生重点在肺。

秋季宜养胃

秋季，气温渐渐转凉，而胃肠道对寒冷的刺激非常敏感，如果防护不当，就会引发胃肠道疾病或使原有的胃病加重。因此，秋季养生宜养护胃，注意胃部的保暖、调养。

秋季饮食养生要点

多吃可保湿、润燥的食物

因入秋后气候明显开始转凉及干燥，所以饮食上应以可保湿的食物为主，如山药、白果、莲藕、梨等，都是很好的滋阴润燥食材。有名的润燥药膳——川贝炖梨，就是取其滋阴润燥的功效，对咽喉干涩不适、咳嗽不停者具有良好的功效。

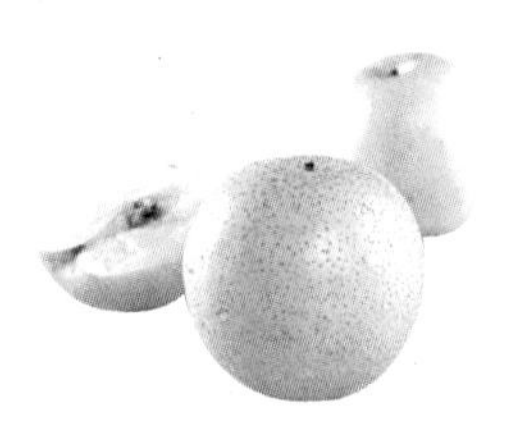

少吃会上火的食物

要多补充水分，少吃热性会上火的辛辣食物等，可保养皮肤及呼吸系统。

可多吃酸味食物

干燥的天气容易使咽喉、皮肤干燥，从而让人感觉不适，酸味的食物如乌梅、山楂等，具有生津养阴的作用，很适合秋季食用。

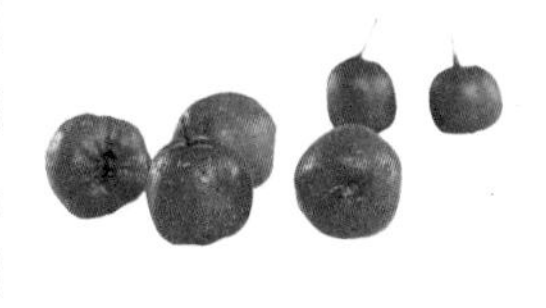

立秋是廿四节气中的第十三个节气，通常在每年的8月7日或8日前后。从这一天开始，气温开始逐渐下降。秋季天气干燥，故饮食应开始注意防燥。

立秋饮食宜敛肺气调精神

立秋宜吃食物速查

百合	
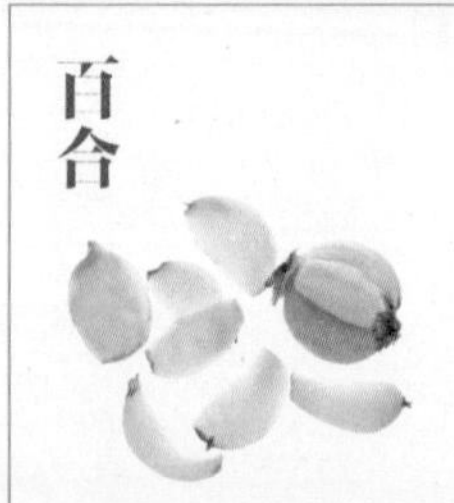	**百合+莲藕**：两者同食，有润肺止咳、清心安神之效。
百合是常用的补阴药材，是老少皆宜的药食佳品，具有清心安神、润肺止咳、滋补营养、促进睡眠的作用，适合秋季食用。由于百合偏凉性，因此胃寒的人群要少食用。	**百合+银耳**：两者同食，有滋阴润肺之功效。
	百合+燕麦：煮燕麦时加入百合，不仅口感好，还能够润肺止咳、解渴祛燥。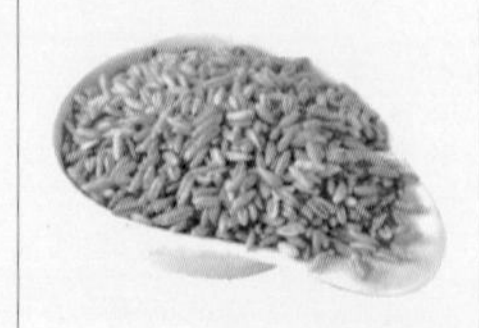

玉米 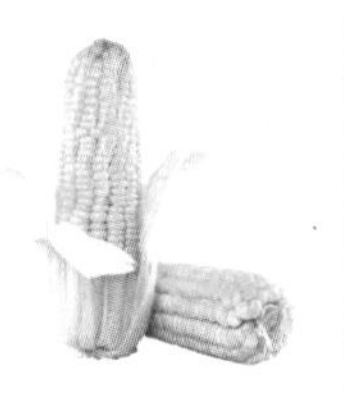 玉米中的膳食纤维含量很高，常食可有效预防和改善便秘、肠炎、肠癌等疾病。中医认为，人在秋季会受到秋燥的侵袭，易导致便秘。为了预防便秘，可以多吃点玉米。	**玉米+山药**：两者同食，可有效地减少维生素C被氧化，使人体获得更多的营养。 **玉米+鸡蛋**：两者同食，能预防人体中的胆固醇过高。 **玉米+草莓**：两者同食，不仅可以调理肠胃，还可预防雀斑及黑斑。 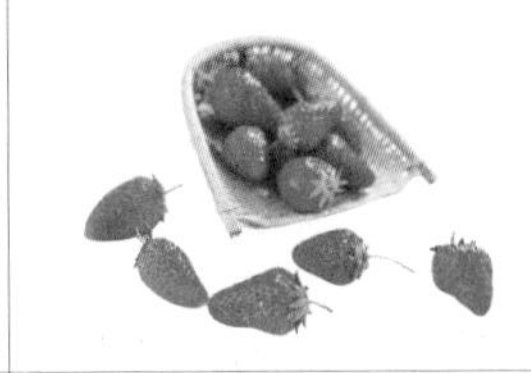
田螺 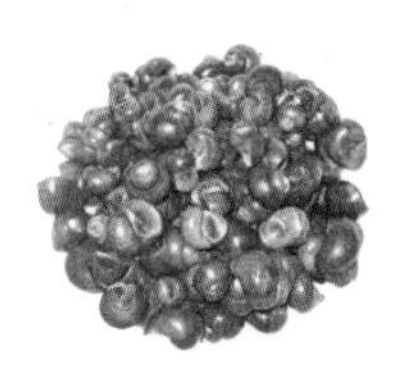 田螺属低脂肪高蛋白食物，营养价值比牛肉还高，含有多种人体所需的氨基酸及丰富的钙、维生素A等。	**田螺+白菜**：两者同食，有补肝益肾、清热解毒之效。 **田螺+金针菇**：两者同食，营养更加丰富，有清热明目和健脑之效。 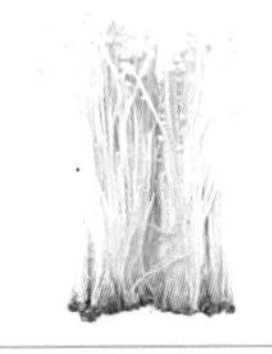

柠檬

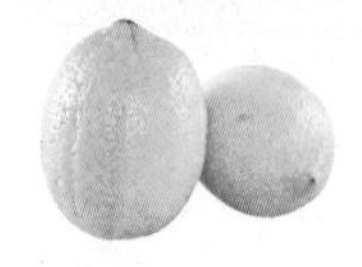

柠檬汁中含有大量柠檬酸盐，能够抑制钙盐结晶，预防和缓解肾结石，使部分慢性肾结石患者的结石减少、变小。而且，柠檬富有香气，疲劳时喝一杯柠檬汁，能让人精神一振，还可促进食欲，适合秋乏时食用。

柠檬+芍药： 两者同食，有缓解压力、镇静安神之功效。

柠檬+芦荟： 口腔黏膜破损者可将芦荟与柠檬榨成果汁一同饮用。

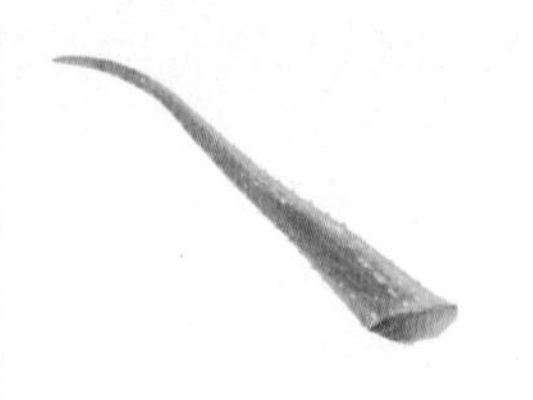

荸荠

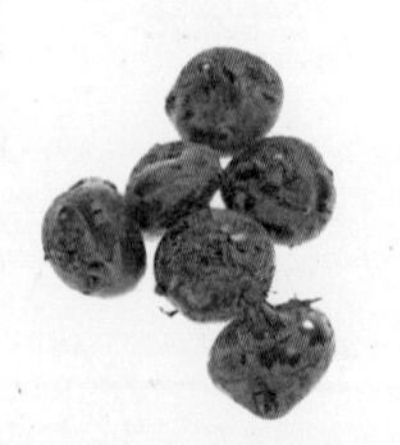

荸荠属寒性食物，有清热泄火的良好功效，既可清热生津，又可补充营养，最宜立秋时节用于发热患者。脾肾虚寒的人应少吃。

海蜇+荸荠： 两者一同煮食，对肺脓疡、支气管扩张等症有改善作用。

荸荠+杨梅： 两者均营养丰富，同食更益身体，而且对铜中毒也有一定功效。

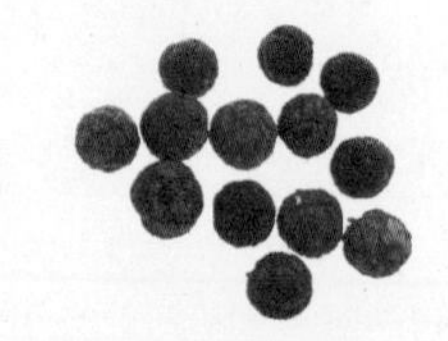

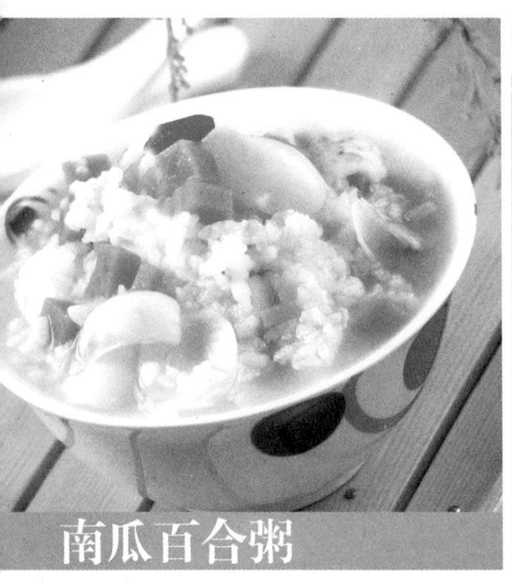

南瓜百合粥

食补妙方推荐

功效

此粥具有滋补肝肾、补虚养血等功效，可作为秋季的日常养生保健品。

材料 大米、百合各半杯，南瓜150克，枸杞子适量。

调料 盐1小匙。

做法

❶ 大米洗净，加水浸泡30分钟；南瓜去皮及籽，洗净切块；百合去皮洗净，剥成瓣，烫透，捞出。

❷ 大米放入锅中，加适量水，以大火煮沸，再下南瓜块，转小火煮约30分钟。放入百合瓣、枸杞子及盐，煮至汤汁黏稠即可。

小儿急性肾炎方

青黛3克，紫草10克，寒水石12克，白及、乳香各6克。水煎分2次服。

消化不良方

川大黄50克，木香25克，石菖蒲20克，生鸡内金15克，企边桂、吴茱萸、砂仁、当归、炒白术、党参各10克。各药洗净、晾干，炼蜜为丸，每丸重3克，药占40%，蜜占60%。成年人每次吃2丸，每日服2～3次，小儿酌减。

胸膜炎方

葶苈子、红枣各15枚，茯苓、白术各12克，甘草、陈皮各4.5克，瓜蒌、薤白头、姜半夏、桂枝各9克。水煎服，1日数次，用于辅助治疗寒湿胸痛性胸膜炎。

立秋宜慢跑

立秋时节，秋高气爽，在公园里的小河边慢跑，既可以呼吸到新鲜空气，又可以强健体魄。

研究表明，轻松的慢跑运动。能增强呼吸功能，使肺活量增加，提高人体通气和换气能力；慢跑时所供给的氧气较静坐时可多8～12倍；慢跑运动可使心肌增强、增厚，具有锻炼心脏、保护心脏的作用；慢跑可使血流增快、血管弹性增强，具有活血祛瘀、改善血液循环的作用；慢跑能促进全身新陈代谢，能改善脂类代谢，可防止血液中脂质过高；慢跑还可控制体重，预防动脉粥样硬化等症。

秋冻

“春捂秋冻，不生杂病。”“秋冻”就是说秋季气温稍凉爽，不要立刻增加衣服。适宜的凉爽刺激，有助于锻炼耐寒能力，促进人体的物质代谢，提高对低温的适应力。同样道理，季节刚开始转换时，气温尚不稳定，暑热尚未退尽，过多过早地增加衣服，一旦气温回升，出汗着风，很容易伤风感冒。

处暑是廿四节气中的第十四个节气，在每年公历的8月23日前后，表明暑天即将结束，此时节，中午热，早晚凉，昼夜温差较大，饮食仍然以防燥为主。

处暑饮食宜滋阴防秋燥

<table>
<tr><th colspan="2">处暑宜吃食物速查</th></tr>
<tr><td rowspan="4">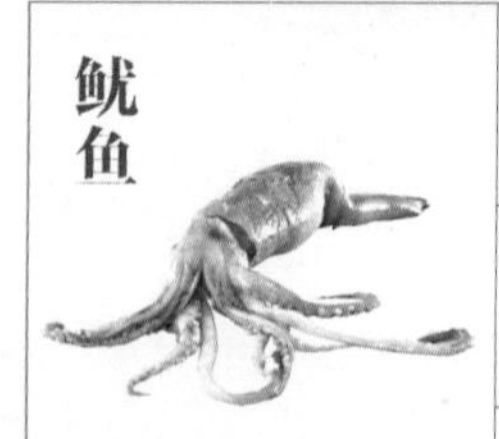
鱿鱼中含有丰富的钙、磷、铁元素，对骨骼发育和造血十分有益，而且鱿鱼还具有促进肝脏解毒、排毒的功效，可改善肝脏的功能。老年人经常食用鱿鱼能延缓身体衰老，适合秋季滋补。</td><td>鱿鱼+菠萝：两者同食，能够促进儿童成长。</td></tr>
<tr><td>鱿鱼+猪蹄：两者同食，有补气养血之功效。</td></tr>
<tr><td>鱿鱼+番茄：两者同食，有护精作用。</td></tr>
<tr><td>鱿鱼+竹笋：两者同食，不但可以营养互补，还能提高菜肴的鲜味。
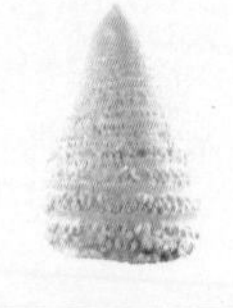</td></tr>
</table>

<table>
<tr><td>

花生

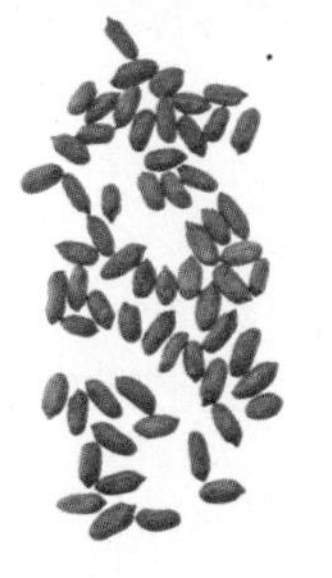

花生有润肺化痰、利咽止咳、理气通乳的作用。在咳嗽痰多、肠燥便秘的秋季，可吃一些花生。

</td><td>

花生+红枣：两者同食，不仅可润肺化痰、润肠通便，还可补益脾胃、养血补血。

花生+菠菜：两者同食，可美白肌肤。

花生+芹菜：两者同食，有利于预防心血管疾病。

花生+猪蹄：两者同食，可催乳、进补。

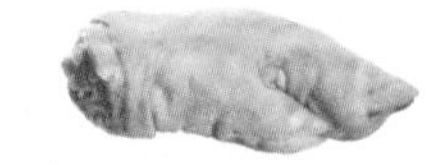

</td></tr>
<tr><td>

糯米

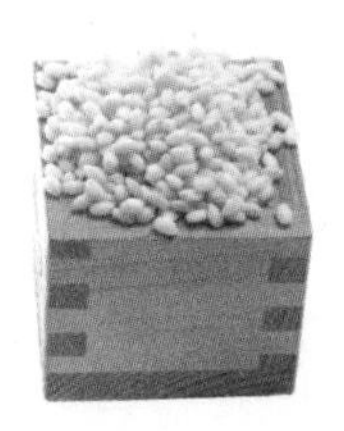

糯米具有补中益气、健脾养胃、生津止汗的功效，对于秋燥引起的肺部不适有改善作用。

</td><td>

糯米+红豆：两者同食，能够缓解和改善脾虚腹泻及水肿。

糯米+红枣：两者都味甘性温，两者同食能更好地温中驱寒。

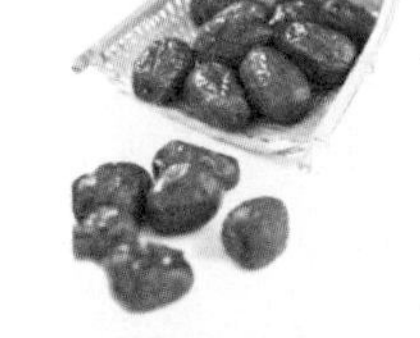

</td></tr>
</table>

食物	搭配
葡萄 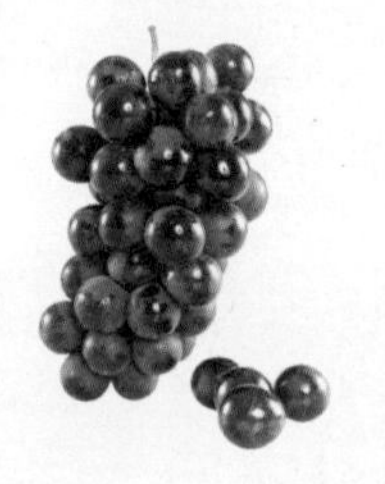 葡萄味甘酸性平，能补气血、强筋骨、益肝、利小便、除烦解渴，还可以预防秋燥，很适合燥热耗气伤阴的处暑时节食用。	**葡萄+蜂蜜**：两者同食，具有除烦止渴，改善咽干津少、食欲缺乏、热病烦渴等功效。 **葡萄+莲藕**：葡萄与莲藕捣烂取汁，加蜂蜜煎饮，对泌尿系统感染之小便短赤有改善之功效。 **葡萄+枸杞子**：两者同食，可增强补血功效。 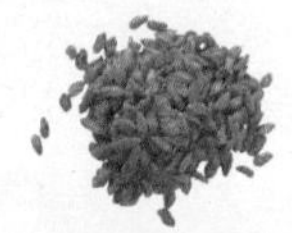
牛奶 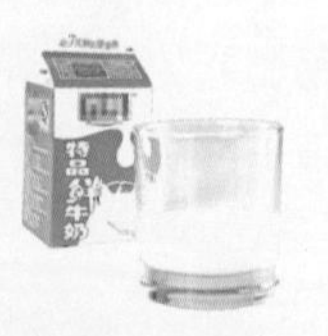 秋季气候干燥，护肤很有必要。经常喝牛奶能使皮肤滋润，因为牛奶中所含的维生素A及多种矿物质对皮肤十分有益。	**牛奶+啤酒**：喝啤酒前喝杯牛奶，可以避免酒精刺激肠胃，保护肝脏。 **牛奶+鱼肉**：两者同食，可提高钙的吸收利用率，预防骨质疏松。 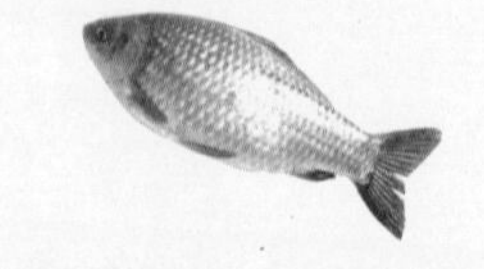

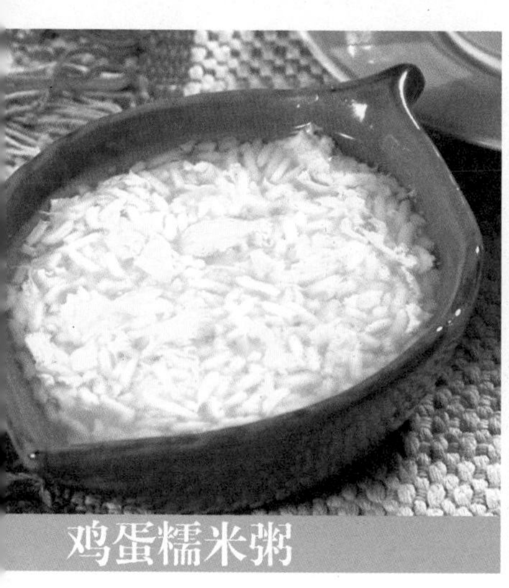

鸡蛋糯米粥

食补妙方推荐

功效

鸡蛋糯米粥具有宣肺利咽、滋阴润燥的功效，适用于热烦躁咳、目赤咽痛等症，十分适合秋燥时节食用。

材料 鸡蛋2个，糯米半杯。

调料 白糖1大匙。

做法

1. 糯米淘洗干净，并用清水浸泡1小时左右；鸡蛋敲破，打散，备用。
2. 浸泡后的糯米放入锅中，加适量水，先用大火煮开，再改用小火煮粥。
3. 粥将熟时，放入白糖，淋入鸡蛋液，稍煮即可。

食补妙方推荐

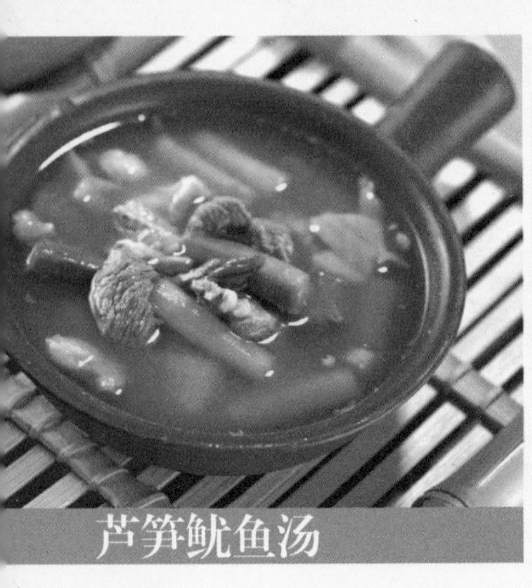

芦笋鱿鱼汤

功效

此汤清热降火、滋阴养胃，对于减轻秋季烦躁有一定的效果。

材料 芦笋、猪瘦肉、鱿鱼各100克，姜丝少许。

调料 盐适量，味精半小匙，胡椒粉少许，料酒2小匙，清汤6杯。

做法

① 把芦笋洗净，切段备用；猪瘦肉洗净切块，待用；鱿鱼切花刀，汆烫后捞出。

② 油锅烧热，下入姜丝、猪瘦肉块翻炒，烹入料酒，倒入清汤煮沸，下入其他材料、调料，煮至入味。

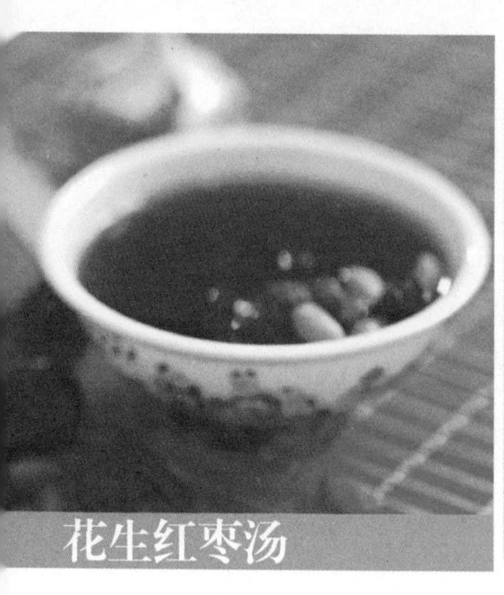

花生红枣汤

食补妙方推荐

功效

此汤具有清热解毒的功效，有利缓解慢性肝炎症状，非常适合经常饮酒的人食用。

材料 红豆50克，花生仁25克，红枣15克。

调料 红糖适量。

做法

❶ 将红豆洗净，浸泡1小时左右；花生仁洗净，沥干备用；红枣洗净，用温水浸泡约10分钟后备用。

❷ 锅中加入适量水，然后放入红豆、花生仁，以小火煮至熟烂。

❸ 加入红枣、红糖，续煮10分钟即可。

肺结核咯血方

川贝母9克，紫菀、核桃仁各12克。共研细粉，装入藕内，用荞麦面封切口，烧熟后，莲藕、药一起分2次吃完。

神经衰弱方一

酸枣树根30克，丹参15克，水煎服。

神经衰弱方二

酸枣仁、合欢皮各30克，水煎服，每日1剂，2次分服。

神经衰弱单方

丹参21克，低度白酒700毫升，将丹参浸于白酒内26小时，每次服10克，每晚1次。

处暑宜倒行

倒行行走是处暑时节强身健体、延年益寿的健身佳法。其一，倒行是一种反序运动，能刺激前行时不常活动的肌肉，促进血液循环，提高人体平衡能力。其二，倒行是人体的一种不自然活动方式，迫使人们在锻炼时集中精神，以训练神经的自律性，对预防和改善秋季常见的冠心病、高血压病、胃病以及焦虑、忧郁等不良情绪有良好的效果。

处暑宜防晒护肤

专家提醒，处暑后太阳的紫外线辐射指数较大，这个时候人们不要因为天凉了就忽视防晒，以免被“秋老虎”伤了皮肤。下面介绍两种简单易操作的护肤及修复皮肤的方法。

◎**黄瓜：**可用黄瓜汁敷在疼痛的皮肤上10分钟。

◎**蜂蜜：**用蜂蜜做面膜能滋润皮肤，还有杀菌消毒的功效。

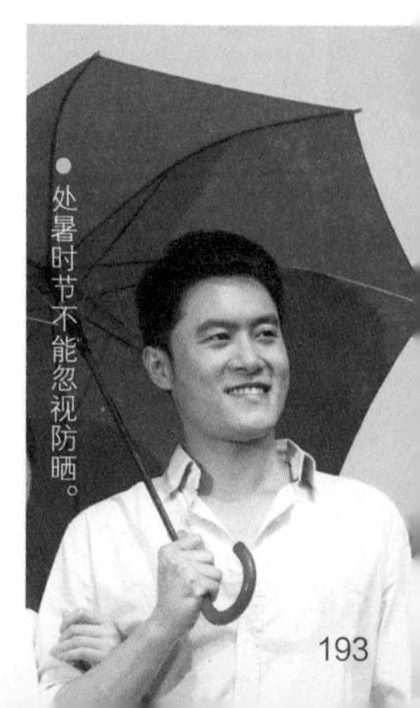

● 处暑时节不能忽视防晒。

白露是廿四节气中的第十五个节气，在每年公历的9月8日前后。白露是天气转凉的象征，昼夜温差大，要注意预防感冒等症。

白露饮食宜平补养阴

白露宜吃食物速查	
桂圆 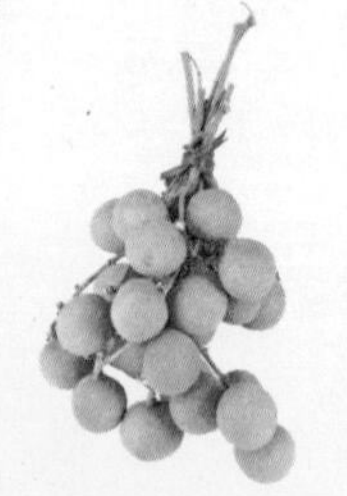 桂圆营养丰富，具有益气补脾、养血安神、润肤美容等多种功效，而且白露之前的桂圆品质最佳，口感也不错，所以，白露时节吃桂圆是再合适不过的。	**桂圆+人参：**两者都有滋养强壮之功效，同食可暖身、健体。 **桂圆+鸡蛋：**两者同食，有补血养血之功效。 **桂圆+姜：**两者同食，可温补脾胃。 **桂圆+花生：**两者同食，有一定的益气补血、健脾安神之功效。 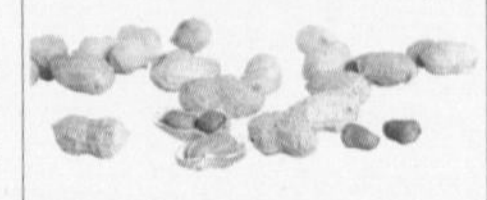

南瓜 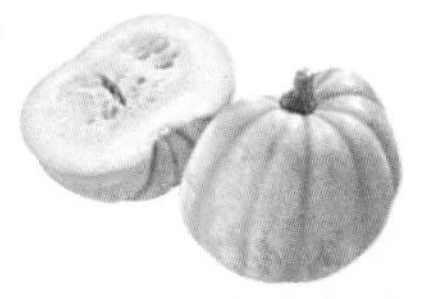 南瓜能润肺益气，所含的果胶有很好的吸附性，能黏结和消除体内细菌毒素和其他有害物质，从而起到解毒作用，对秋燥引起的季节性便秘有改善作用。	**南瓜+莲子**：两者同食，有增强人体机能之功效。 **南瓜+猪肉**：两者同食，对预防和改善糖尿病之功效明显，可常食。 **南瓜+山药**：两者同食，具有很好的提神补气、强肾健脾之功效。 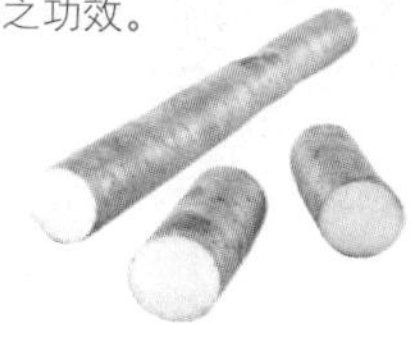
柑橘 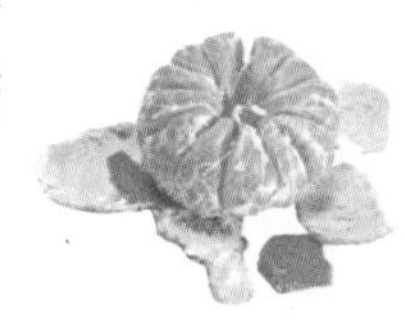 柑橘味甘酸性微温，富含维生素C和柠檬酸，具有开胃理气的功效，适宜秋天收敛肺气，对预防心血管疾病大有益处。	**柑橘+冰糖**：柑橘的果肉中含丰富的维生素C，与冰糖一同食用效果更好。 **柑橘+黑木耳**：两者同食，可以有效地促进营养物质的吸收。 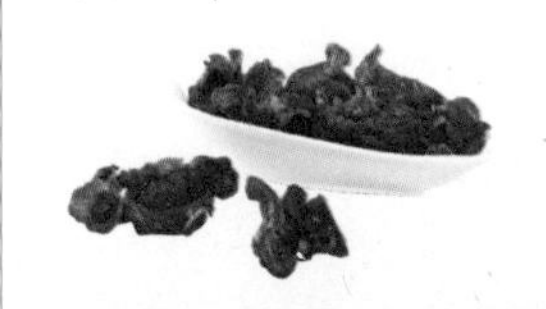

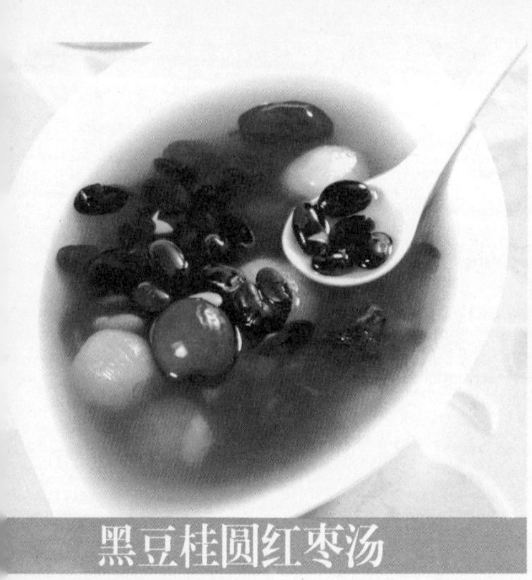

食补妙方推荐

功效

本汤有益气补血的作用，适合白露时节食用。

黑豆桂圆红枣汤

材料 黑豆50克，桂圆肉15克，红枣50克。

调料 冰糖适量。

做法

❶ 黑豆用清水洗净，浸软。

❷ 桂圆肉、红枣分别洗净。

❸ 把材料全部放入砂锅里，加适量水，小火慢煲熟后放入冰糖，拌匀即可。

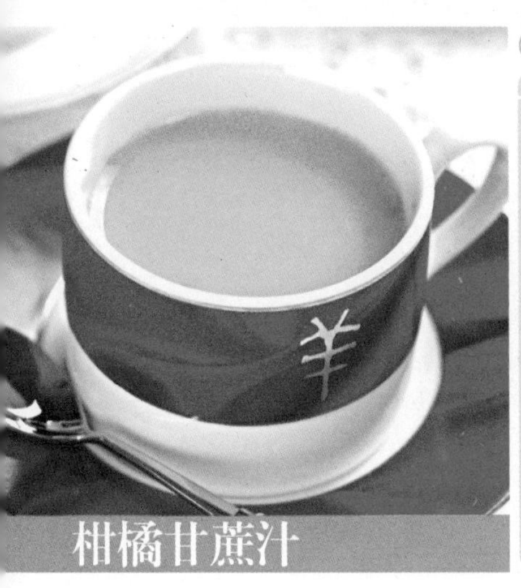

柑橘甘蔗汁

食补妙方推荐

功效

此果汁具有提神补血、滋阴养肺、润燥生津的功效，最重要的是有助于改善与肺有关的疾病。

材料 柑橘2个，甘蔗半根，百香果1颗，柠檬1/6个。

调料 无

做法

❶ 将百香果、柑橘果肉分别挖出，放进杯子；甘蔗、柠檬分别去皮，切成块。

❷ 将所有材料放入榨汁机中搅打成汁即可。

双根清火茶

取白茅根、芦根各20克，蒲公英15克，放入砂锅中，加入清水浸泡40分钟后，开火煎煮30分钟，滤取药汁即成。代茶饮用，早晚2次空腹分服。服药期间忌食辛辣食物和酒。此方具有清火、止血、利尿的功效。

鼻血方

蒲公英15克，白茅根、芦根各20克。上述药物同放入砂锅，加水足量，浸泡透后，煎煮30分钟，滤去药渣即成。代茶饮，早晚2次分服。

口腔溃疡单方

温开水漱净口腔后，用1汤匙蜂蜜涂敷在溃疡面处，含1～2分钟，再咽下，重复2～3次，第2天疼痛即可减轻，连服3日可基本治愈。

白露宜秋游

中医认为“春夏养阳”“秋冬养阴”，秋天是收获季节，进行秋游是有益于阴精滋养的。秋游，就是到大自然中去放松自己，是非常有利于身心健康的娱乐活动。特别是对久居城市的人来说，秋游可消除工作的紧张心情，解除嘈杂噪声和污染对人的影响。所以秋季进行秋游活动既能活动身体，又能陶冶情操、增强不良环境下的耐受能力。

白露保养皮肤要诀

脸部清洁	一定要将脸洗干净，洗脸时不要用力按摩，要选择含较高保湿成分的洗脸产品。
防紫外线	秋天防晒美白的工作一定不能疏忽，因为秋天太阳的紫外线强度还是很大的，此时若外出一定要搽上具防晒系数的润肤霜、隔离霜或粉底，最好选择含有保湿成分的。
做好防冻保护	秋天使用一些合适、有效的保养品，同时还要加强皮肤的锻炼，增强皮肤的适应能力，以适应以后冬天寒冷的环境。

秋分是廿四气节中的第十六个节气，在每年公历的9月23日前后。秋分和春分一样，这天昼夜时间均分，人们在养生中也应本着阴阳平衡的规律，使身体保持“阴平阳秘”。饮食上要尽量少食葱、姜等辛味的食物。

秋分饮食宜阴阳平衡

秋分宜吃食物速查

<table>
<tr><td rowspan="3">苹果
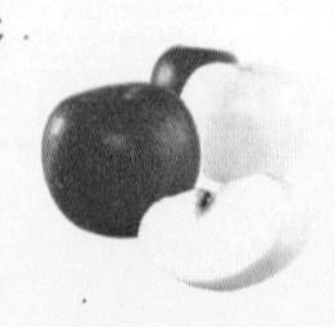
中医认为，苹果具有润肺、生津、止渴、除烦等功效。现代营养学认为，苹果含有蛋白质、碳水化合物、膳食纤维、多种维生素以及苹果酸、柠檬酸、赖氨酸、果酸胶等。</td><td>苹果+芦荟：两者同食，有补中益气、生津健胃、美容养颜之功效。</td></tr>
<tr><td>苹果+牛奶：两者同食，有清凉解渴、生津祛热、防癌抗癌之功效。</td></tr>
<tr><td>苹果+胡萝卜：苹果和胡萝卜均富含胡萝卜素，两者同食，对保护视力非常有益。</td></tr>
</table>

<table>
<tr>
<td>

白萝卜

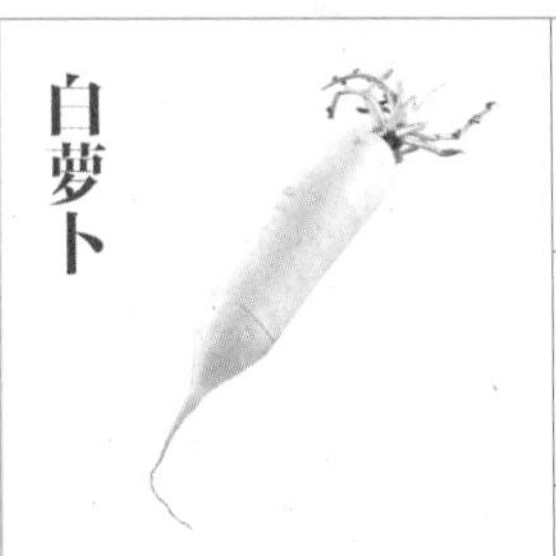

中医认为，白萝卜有下气宽中、利胸膈、润肠胃等功效，适合秋分时节食用。现代研究表明，白萝卜中的芥子油和纤维素可促进胃肠蠕动，利于体内废物的排出。

</td>
<td>

白萝卜+豆腐： 白萝卜助消化能力强，与豆腐同食，有助于吸收豆腐中的营养。

白萝卜+猪肉： 两者同食，可使人体更好地吸收白萝卜中的维生素A。

白萝卜+羊肉： 两者同食，可祛除羊肉的膻味以及白萝卜的辣味，并可润燥清火。

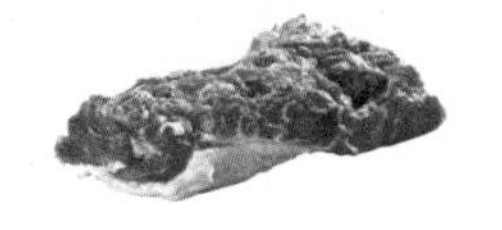

</td>
</tr>
<tr>
<td>

竹笋

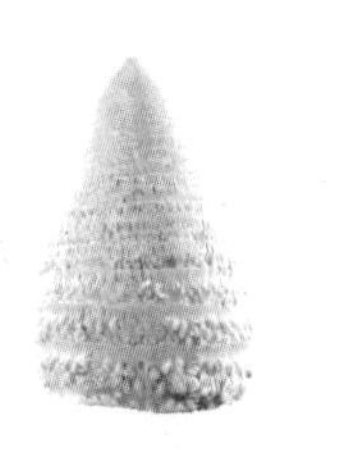

竹笋具有清热化痰、宽胸利膈、益气和胃、治消渴、利水道、通便的功效。

</td>
<td>

竹笋+鸡肉： 两者均属低脂、低糖、多纤维食物，同食适合肥胖者。

竹笋+猪肉： 两者同食，具有降低血糖、增强免疫力之功效。

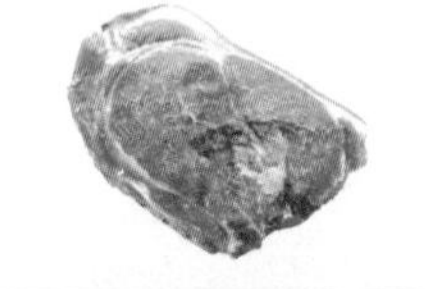

</td>
</tr>
</table>

柿子

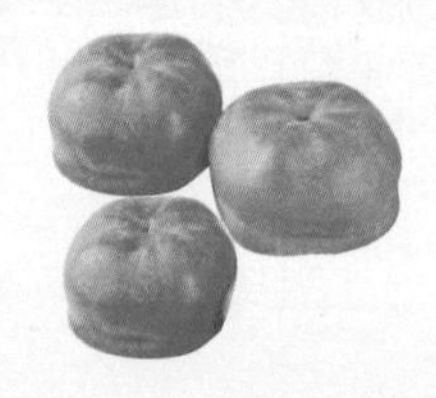

秋天是吃柿子的季节，柿子不仅营养丰富，还可以入药，有助于改善肺热咳嗽、口舌生疮等症状。但是柿子性寒，不适宜胃寒者食用。

柿子+黑豆：两者同食，可以清热止血，对治疗尿血、痔疮出血有一定功效。

柿子+蜂蜜：两者同食，有润肠通便之功效，能保持肠道正常菌群的生长。

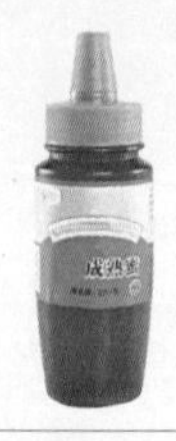

猪血

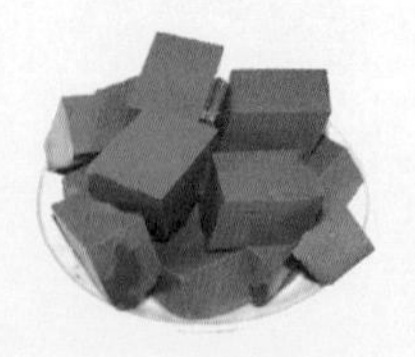

秋季容易出现便秘的症状，而猪血含有铁、锌、钙、锰、铜等多种矿物质，有清除污垢、通便的功效。再加上它易消化的特点，所以非常适合老年人食用。

猪血+白菜：两者同食，具有清肠胃、补气血、除烦解渴的功效。

猪血+菠菜：两者同食，适用于血虚肠燥、贫血及出血患者。

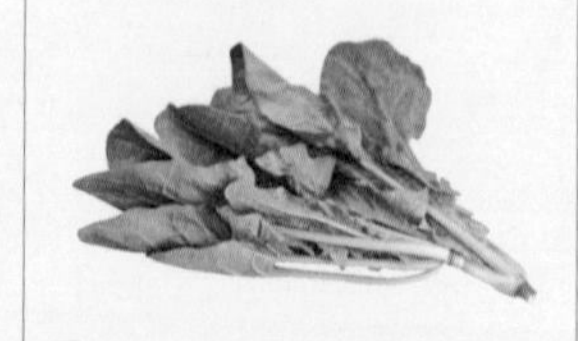

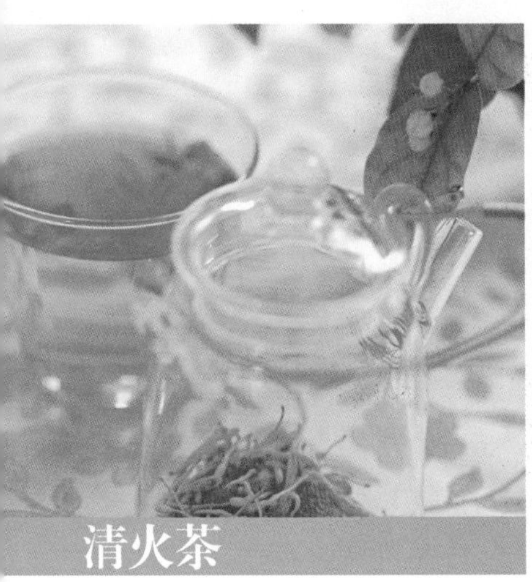

清火茶

食补妙方推荐

功效

此茶适用于热毒内盛所致的咽喉肿痛、口干口苦、大便不通、小便黄短等症。

材料 蒲公英、金银花各5克，甘草3克，胖大海6克。

调料 无

做法

① 将蒲公英、金银花洗净，沥干。

② 将甘草、胖大海共同研为细末，与蒲公英、金银花一同用沸水冲泡10分钟左右即可。

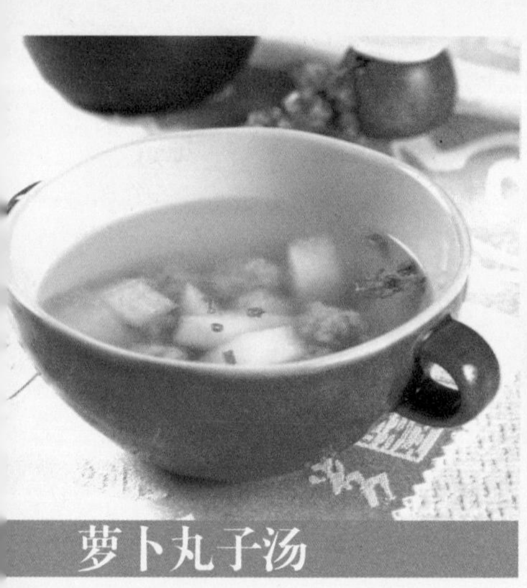

萝卜丸子汤

食补妙方推荐

功效

秋季饮用此汤有助于消除人体在酷暑中郁积的毒热之气。

材料 白萝卜块500克，羊肉馅300克，鸡蛋1个，葱花适量。

调料 水淀粉、胡椒粉、味精、盐各适量。

做法

❶ 羊肉馅内加入鸡蛋、葱花、水淀粉、盐、味精。

❷ 锅内水煮开后转中火，投入羊肉馅制成的小丸子，开锅后放白萝卜块。再次开锅后，用胡椒粉、盐调味，撒入葱花即可。

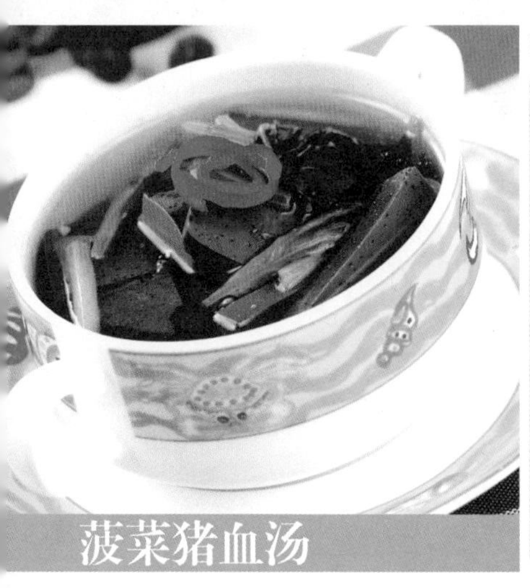

菠菜猪血汤

食补妙方推荐

功效

此汤特别适合秋分时节容易上火、习惯性便秘者食用。

材料 猪血1块，菠菜250克，葱1根，红椒丝少许。

调料 盐、香油各适量。

做法

❶ 将猪血洗净，切块；葱洗净，取葱绿，切段。

❷ 菠菜洗净，氽烫后切段。

❸ 油锅加油烧热，爆香葱绿段，倒入清水煮沸，放入猪血块、菠菜段，煮至水沸，加盐调味，关火后淋少许香油、撒上红椒丝即可。

口臭方

用藿香、佩兰各6克，煎水后含漱。也可用连翘6克，研成细末，每日分2次用水送服。

利咽汤

生地黄10克，麦冬、沙参各15克，女贞子12克，马勃、青皮、陈皮、桔梗各10克，甘草5克。水煎服，用于辅助治疗慢性咽炎。

利咽饮

肉桂、凤凰衣各3克，沙参、石斛、生地黄、麦冬、玄参各15克，阿胶9克，金果榄、桔梗各6克，射干12克，牡蛎30克。每日1剂，水煎服，连续服药1个月为1个疗程，治疗期间停用其他药物。本方对慢性咽炎有一定疗效。

秋分宜跳舞

跳舞对人体健康有良好的保健作用，是适合秋分时节的养生锻炼。

增强心肺功能

跳舞可促使心肌收缩，心脏输出的血量增加，血流加速，这对心脏是一种锻炼。

调节新陈代谢

跳舞可使新陈代谢率增加，有些患有代谢性疾病（如糖尿病、肥胖症等）者，病情可以通过跳舞得到改善，对超体重者则起到减肥作用。

安定神志

跳舞可缓和神经肌肉的紧张，而起到镇静作用。特别对伏案工作者来说，可使紧张的状态得到缓解。

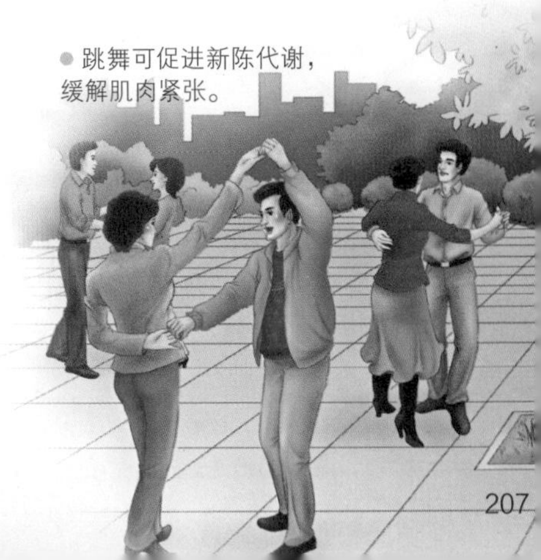

● 跳舞可促进新陈代谢，缓解肌肉紧张。

寒露是廿四节气中的第十七个节气，在每年公历的10月8日或9日前后，是天气转冷的象征，地面凝结的露水比白露节气时更低。此时要注意提高身体免疫力。

寒露饮食宜润肺生津

寒露宜吃食物速查	
栗子 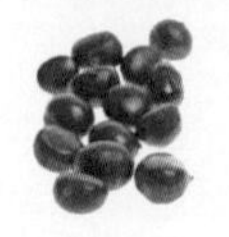	**栗子+鸡肉**：栗子可健脾，补而不腻，有利于鸡肉中营养成分的吸收。
栗子是抗衰老、延年益寿的佳品，尤其适合秋季食用。	**栗子+白菜**：两者同食，可消除黑眼圈和黑斑。
牛肉 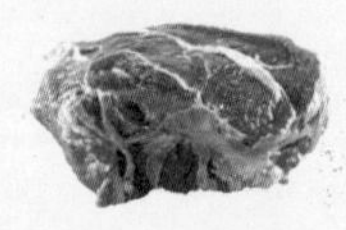	**牛肉+山药**：两者一起炖食，有健脾补气之功效。
牛肉能滋养脾胃。寒露时节天气转寒，吃些牛肉可以暖胃、补气、强筋骨。	**牛肉+青椒**：两者同食，有美容养颜之功效。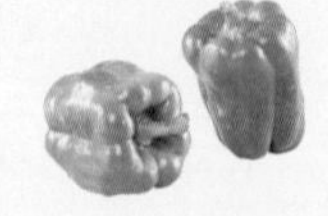

螃蟹

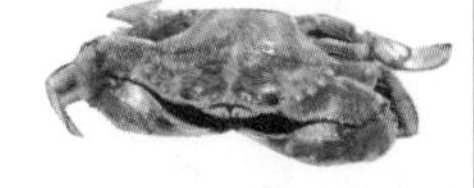

螃蟹含有丰富的蛋白质及微量元素，可以很好地滋补身体。蟹肉味咸性寒，有清热散血、滋阴益气、养筋理筋、补骨髓、充胃液的功能，适合寒露时节食用。

螃蟹+芦笋：两者同食，有促进儿童成长之功效。

螃蟹+蒜：两者同食，有养精益气、解毒之功效。

螃蟹+鸡蛋：两者同食，有强身健体之功效。

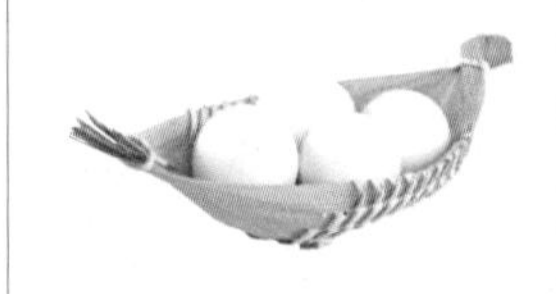

核桃

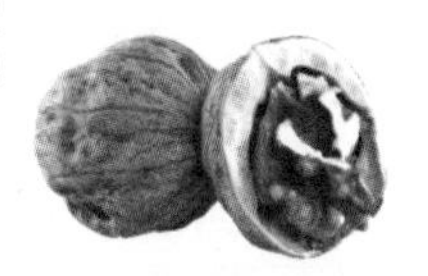

核桃中的亚油酸、亚麻酸能减少肠内胆固醇的吸收，促进体内胆固醇在肝内降解为胆汁酸，随胆汁排出体外，还能减少肠道对胆固醇的吸收，尤其适宜在秋季食用。

核桃+红枣：两者同食，具有益肾补脑、美容养颜之功效。

核桃+芹菜：两者同食，可润发、明目、养血。

核桃+牛奶：两者同食，可改善面部或皮肤色素沉着。

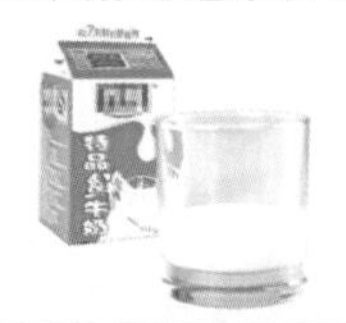

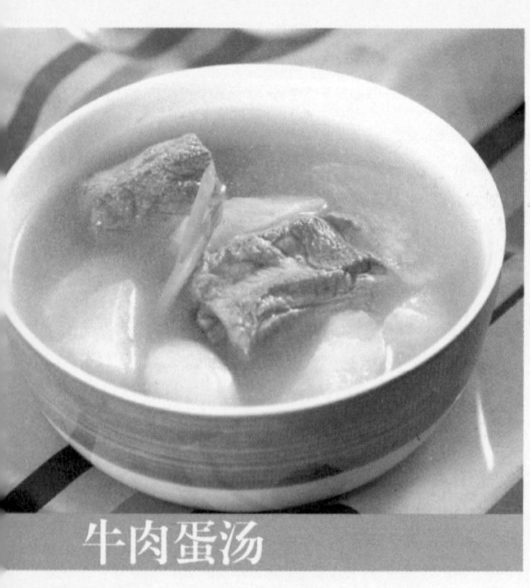

牛肉蛋汤

食补妙方推荐

功效

此汤在深秋季节饮用具有保暖防病的功效。

材料 牛肉200克，白萝卜50克，熟鸡蛋2个，葱段适量。

调料 A：盐、鸡精、干淀粉各1小匙；B：香油少许，水淀粉1大匙。

做法

❶ 牛肉切小块，用调料A拌入味；鸡蛋剥壳切块备用；白萝卜洗净切块。

❷ 水烧开后放入白萝卜块，再沸时，加牛肉块煮熟，用水淀粉勾芡，放入鸡蛋，加香油、葱段调味。

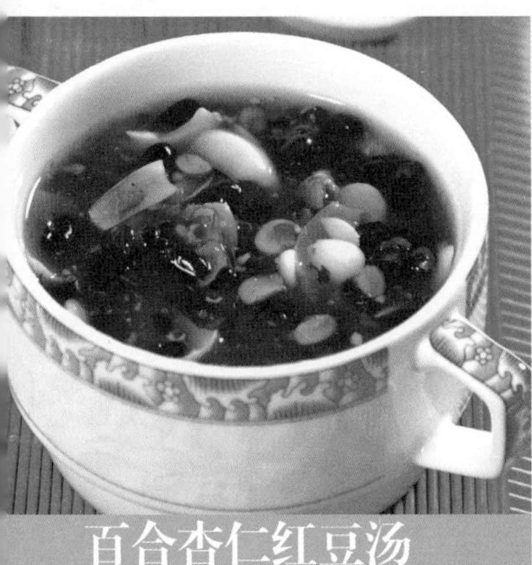

百合杏仁红豆汤

食补妙方推荐

功效

百合、杏仁与具有清热利湿作用的红豆搭配煮粥，可润肺止咳、祛痰利湿。此粥对寒露时节的肺燥咳嗽、小便不利等症也有疗效。

材料 百合1大匙，杏仁2小匙，红豆半杯。

调料 白糖少许。

做法

❶ 红豆洗净，放入锅中，加水，用大火煮沸，再转用小火煮至半熟变软。

❷ 放入百合、杏仁、白糖，煮至酥烂即可。

阳痿方一

炒地龙9克，煎水送服中成药龙胆泻肝丸1丸，早晚各服1次。用于改善由湿热引起的阳痿。

阳痿方二

淫羊藿30克，煎水送服中成药归脾丸2丸，早晚各服1次。用于改善由心脾虚弱所致的阳痿。

肺脓肿方

老韭菜750克，洗净切碎捣取汁，米汤一大碗，将韭菜汁和米汤调匀，隔水蒸45分钟；糯米250克放水煮熟，晒干炒黄研末，白糖150克，糖粉和匀。每日3次，每次1茶匙韭汁（约20毫升）、一茶匙米粉。服前韭菜汁隔水蒸5分钟。上述药为1周量。用于辅助治疗肺痈、肺癌。

寒露宜登山

寒露时节正值重阳节前后。重阳佳节，天高云淡，风清气爽，正是登山观光的好时光。

登高有利于提高心肺功能，促进呼吸肌发达，加强胸廓运动而使肺活量增加，从而使身体获得更多的氧气；登高爬山活动可使心跳加快，增加心排血量，使心肌变得强壮有力，血液循环得到改善，从而增强全身功能。

俗话说："人老腿先老。"所以，经常登山，可以使身体各个部分得到有效锻炼，使身体和心态同样处于年轻的状态。

寒露脚不露

所谓"寒露脚不露"是告诫人们寒露过后，要特别注重脚部的保暖，切勿赤脚，以防"寒从足生"。因为两脚离心脏最远，血液供应较少，再加上脚的脂肪层很薄，保温性能差，容易受到冷刺激的影响。所以寒露过后要养成睡前用热水洗脚的习惯，热水泡脚除了可预防呼吸道感染性疾病外，还能改善脚部皮肤和组织营养。

霜降是廿四节气中的第十八个节气，也是秋天的最后一个节气，在每年公历的10月23日或24日前后，是秋季到冬季的过渡节气。

霜降饮食以温补为主

霜降宜吃食物速查

洋葱	洋葱+猪肉：两者是理想的酸碱食物组合，有滋阴润燥、化痰利湿之功效。
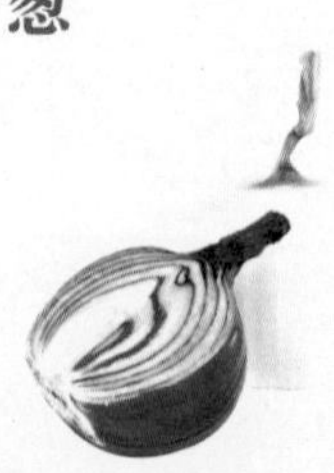	洋葱+鸡蛋：两者同食，可有效缓解高脂血症、高血压病等。
洋葱含有在蔬菜中极少见的前列腺素A，具有降低血压、增加冠状动脉的血流量、预防血栓形成、保护脑组织的功效。秋季食用洋葱，其补益功效更加显著。	洋葱+牛肉：两者同食，有强身健体、提高人体免疫力之功效。 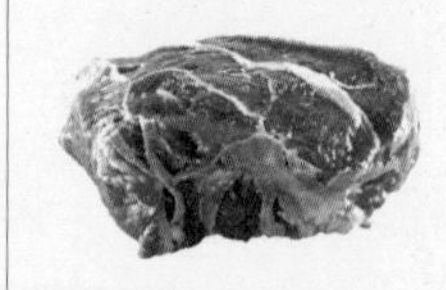

兔肉 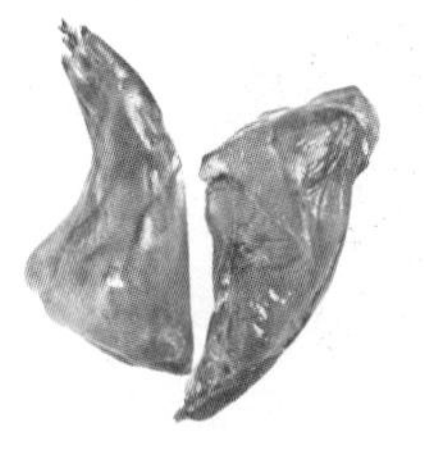 兔肉具有高蛋白质、低脂肪、少胆固醇的特点，且具有较大的药用价值，可补中益气、滋阴止咳，对秋燥引起的感冒咳喘有一定作用，适宜深秋季节食用。	**兔肉+茄子**：两者同食，能够保护血管，对动脉粥样硬化患者有益。 **兔肉+松子**：两者搭配食用，具有美容养颜、益智醒脑之功效。 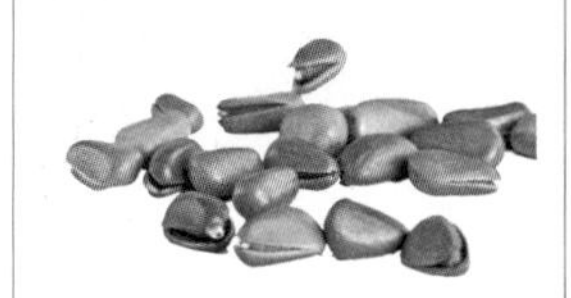
枸杞子 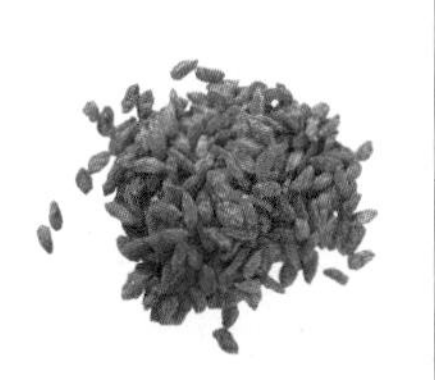 枸杞子含有钙、铁、糖、脂肪、维生素等营养成分，具有润肺清肝、滋肾益气、生精助阳的功能，适用于霜降时节食用。	**枸杞子+羊肝**：两者同食，不仅可补虚羸、温阳气、强筋骨，还可养肝明目。 **枸杞子+苹果**：枸杞子可强身健体，苹果营养丰富。两者同食，对身体有益。 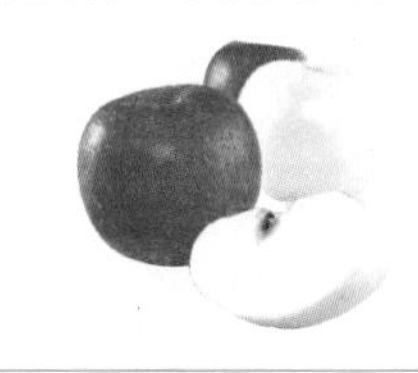

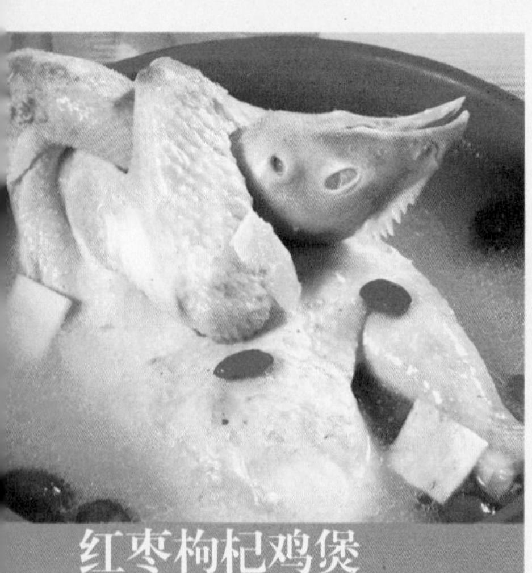

红枣枸杞鸡煲

食补妙方推荐

功效

鸡肉有温中益气的功效，枸杞子有养肝明目、补血安神、润肺止咳等功效。二者一起入膳，滋补效果更佳。

材料 红枣10颗，枸杞子30克，净子鸡500克，生姜片适量。

调料 料酒1大匙，盐适量。

做法

① 将红枣洗净，枸杞子用水浸软。

② 把净子鸡与红枣、姜片、枸杞子一同放在锅里，加清水适量，大火煮沸，倒入适量料酒，再转小火炖1小时，至鸡肉烂熟，用盐调味即可。

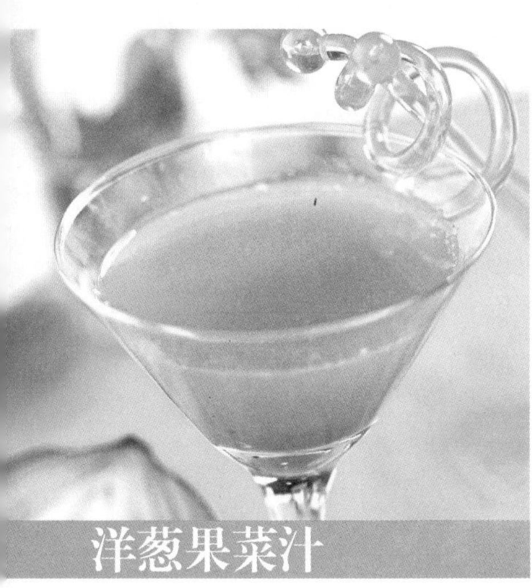

洋葱果菜汁

食补妙方推荐

功效

洋葱所含的大蒜素能刺激腺体发育、增强耐力，与胡萝卜、芹菜、苹果等一起食用兼具抗氧化和丰胸功效。

材料 洋葱半个，苹果1个，芹菜茎100克，胡萝卜半根。

调料 甘蔗汁1大匙。

做法

❶ 洋葱洗净去皮，切块；苹果洗净，去皮，切块；芹菜茎洗净，切段；胡萝卜去皮，切块，备用。

❷ 将所有材料及凉开水一起放入榨汁机中榨汁，再加入甘蔗汁调味，混合搅拌均匀后即可。

慢性胃炎方一

太子参120克，白术、紫丹参、广郁金各100克，茯苓、薏米各200克，杭白芍150克，广木香60克，粉甘草50克。将以上药材共研末备用，每次60克，水煎取汁代茶饮，每天数次，15天为1个疗程，用于慢性胃炎脾胃虚热型。

慢性胃炎方二

鸡内金50克，胡椒10克，共研细末，每次3克，每日3次，10天为1个疗程，用于慢性胃炎饮食积滞型。

关节痛方

用吴茱萸和川芎等中药煎制成汤汁。每晚制成药浴泡澡。

霜降宜做健身球运动

霜降时节，天气渐冷，许多人不愿做户外运动，此时不妨在家里做一下健身球的锻炼！

健身球锻炼腰、背等部位的作用很显著。健身者可以利用健身球做各种动作，以达到不同的健身效果，站、坐、跪或躺在健身球上能锻炼平衡能力，还可以锻炼人体的柔韧性和平衡性。另外，健身球在锻炼时也比较安全，不容易出现损伤。

如何应对嘴唇干裂

多吃新鲜蔬菜	新鲜蔬菜中含有丰富的维生素B_2和胡萝卜素，同时含有大量的水分。其中，非常适合应对嘴唇问题的主要有黄豆芽、油菜、白菜、白萝卜等蔬菜。
及时补充水分	嘴唇干裂除了缺乏维生素以外，主要原因还是身体中比较缺水。因此，水的补充是必要的。
涂抹护唇膏	护唇膏应尽量选择无刺激性成分的无色唇膏。过敏体质者，用棉签将香油或蜂蜜涂抹到嘴唇上，能起到很好的保湿作用。

冬季饮食养生原则

冬季是万物生机潜伏闭藏的季节，人体的阳气也随着自然界的转化而潜藏于体内。因此，冬季的养生总原则应以敛阴护阳为根本。

冬季宜藏阳

冬季天气寒冷，此时应注意保护阳气，做到早睡晚起。注意避寒就温，不让皮肤开泄出汗，以免闭藏的阳气频频耗损。

冬季宜养肾

肾含肾阴肾阳，肾阴为生命发育的基本物质，肾阳是活动的基本动力；肾阴是肾阳的物质基础，肾阳是肾阴的功能表现。冬季五脏与肾相对应，因此冬季养生的重点是调摄肾之阴阳。

冬季饮食养生要点

寒冬宜养肾，不妨趁寒冷的冬季进补一番，来年身体才能强壮健康。

多以温热性的食物为主

冬季可以吃些温补的食物，如“羊肉炉”“姜母鸭”等，也可多食用能帮助血液循环的辣椒、姜、大料等作料。

应忌冰冷的饮料等

冬季不宜进食冰凉的食物或饮料，因为中医认为“冬不藏精，春必病瘟”，冬天应固守精气，不要耗损太多元气，否则来年春天容易身体虚弱。

冬季日常保健注意事项

◎**重视防寒保暖：**要随气候变化而增减衣服，加强防寒保暖，尤其要重视头部、胸背及足部的保暖，避免着凉感冒。

◎**最好彻底戒烟：**吸烟时产生的烟雾可直接刺激支气管，使气管黏膜发生炎性水肿，分泌物增多，削弱纤毛的清除功能，使痰潴留在支气管内，造成气道阻塞。

◎**忌饮食过咸：**饮食过咸可加重高血压病。肺源性心脏病患者往往右心房功能不全，高血压病会进一步增加右心房负担。

立冬是廿四节气中的第十九个节气，也是冬季的第一个节气，在每年的11月7日或8日。立冬以后，随着气温的降低，人体的生理活动需要更多的热量来维持，而热量最直接的来源当然就是食物。

立冬饮食以补热量为主

立冬宜吃食物速查

山药	
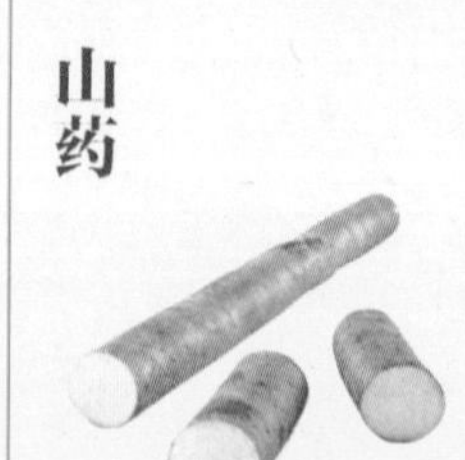	**山药+羊肚**：两者同食，有改善胃虚、消渴之功效。
	山药+鸭肉：两者同食，可健脾固肾。
	山药+杏仁：两者同食，可强肺益肾。
山药在我国的食用历史有3000多年。许多流传下来的著名方剂如六味地黄丸、肾气丸等，都含有山药。山药有强健人体、滋肾益精的作用，适用于冬季补肾。	**山药+莲子**：两者同食，有健脾补肾、抗衰老之功效。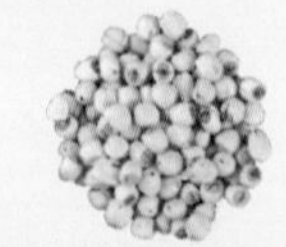

羊肚

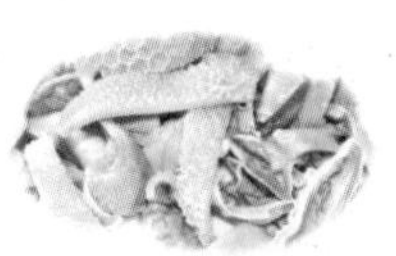

羊肚味甘性温，入脾、胃经，富含蛋白质、脂肪、钙、铁、磷等多种营养物质，具有补虚劳、健脾胃、止消渴的保健功效，尤其适合体质虚弱者及尿频、盗汗者食用。

羊肚+土豆：两者制成汤，营养更加全面，有明显的滋补功效。

羊肚+山药：两者都有健补脾胃之功效，同食可缓解胃虚消渴。

羊肚+葱：两者同食，有杀菌健脾之功效。

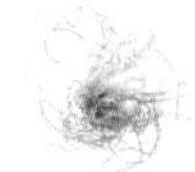

人参

冬季进补，吃人参很好。怕冷的人宜吃红参，怕热的人宜吃白参。

人参+桂圆：两者都有滋养强壮之功效，同食可暖身、健体。

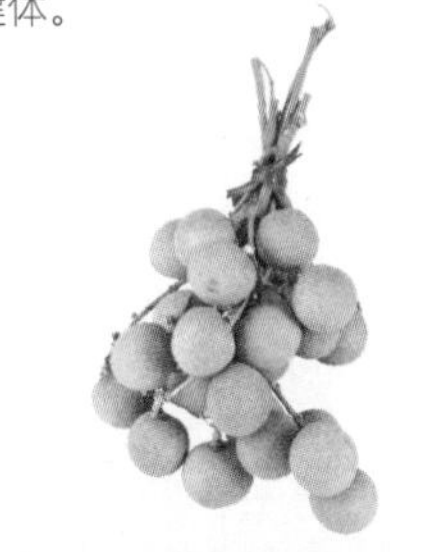

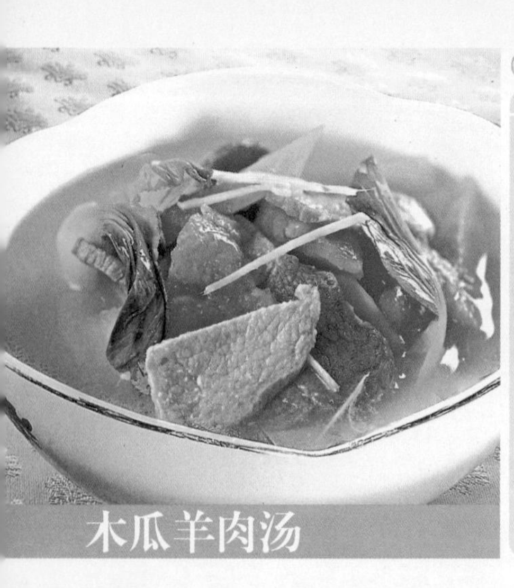

木瓜羊肉汤

食补妙方推荐

功效

此汤能够养血补精、益气补虚，尤其适合立冬后体寒女性饮用。

材料 木瓜1个，羊肉200克，油菜50克，姜1小块。

调料 高汤适量，盐、料酒、胡椒粉各少许。

做法

❶ 将木瓜去皮、籽，切片；羊肉切薄片后用料酒、胡椒粉腌好；姜去皮切丝；油菜洗净。

❷ 锅内烧油，下姜丝炝香，倒适量高汤，中火煮开，投入木瓜片、羊肉片，煮至八成熟，再加入油菜，调入盐，用中火煮透即可。

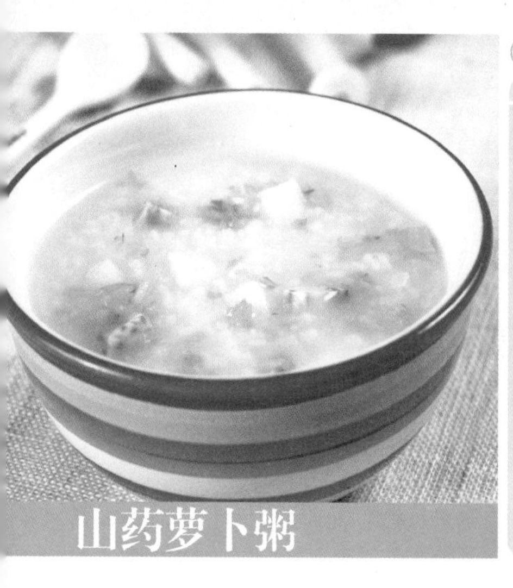

山药萝卜粥

食补妙方推荐

功效

冬季患有脾胃疾病及哮喘病者可常食这道山药萝卜粥。

材料 山药30克，白萝卜半个，大米1杯，猪肉丁、芹菜末各少许。

调料 盐、胡椒粉各适量。

做法

❶ 山药、白萝卜削皮，洗净，切成小块；大米煮成粥，再放入切好的山药块、白萝卜块、猪肉丁。

❷ 煮开后，转为小火，熬至山药块、白萝卜块、猪肉丁和大米软烂，加盐搅匀，撒上胡椒粉、芹菜末。

立冬常见病老偏方速查

三红汤

红枣7枚，红豆50克，花生红衣适量。三味共同熬汤，连汤共食之。适用于一般性贫血或缺铁性贫血。

贫血方

当归、生地黄、白芍各10克，淫羊藿、川芎各5克，人参2克，黄芪15克，母鸡（去毛及内脏）1只。加水共炖至鸡熟，饮其汤，食其肉，隔天1剂。

呃逆方

柿蒂、竹茹、木香、代赭石各5克。上药共研末分3份，每份加鸡蛋1个，蜂蜜50克，开水冲服。每日服1次，3日服完。轻者1剂，重度呃逆者服用3剂可缓解病情。

立冬宜长跑

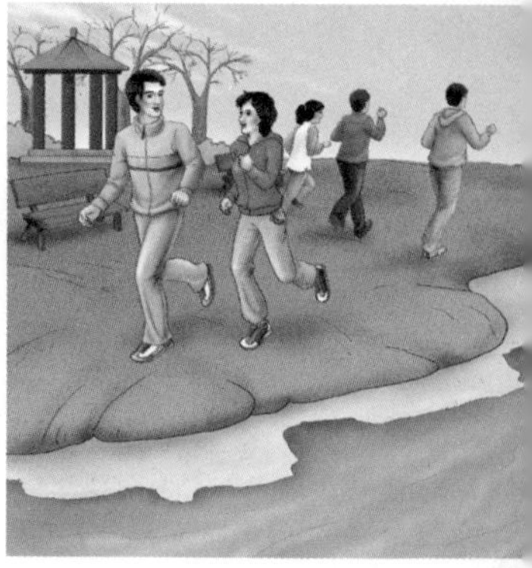

● 立冬时节长跑有利于锻炼身体。

长跑是一项全身性的锻炼项目，消耗能量大，锻炼效果好，而且冬季进行长跑锻炼好处多多。

首先，冬季气温较低，长跑能刺激人体保护性反应，加快血液循环，加速脑部血液流量，提高大脑体温中枢调节能力，使大脑愈加清醒。其次，坚持长跑对大脑的记忆功能有增进作用。冬季长跑还能增强心血管系统和呼吸系统的功能。最后，长跑对排泄系统中的有害物质也能起到清洗作用。

立冬晒太阳助健康

医学理论十分重视阳光对人体健康的作用，认为常晒太阳能助阳气，特别是冬季。由于此时人与自然一样，处于“阴盛阳衰”状态，故冬天应常晒太阳，以达到壮人阳气、温通经脉的效果。

小雪是廿四节气中的第二十个节气，在每年公历的11月22日或23日。此时要注意保护阳气，如果此时节藏阳不足，春天缺少阳气的生发力量，就会给一年的身心健康蒙上阴影。

小雪进补以养阳为主

小雪宜吃食物速查

<table>
<tr><td rowspan="3">白菜
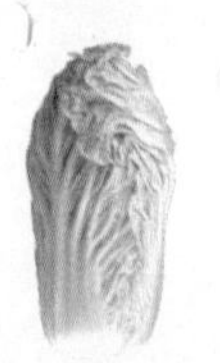
秋冬季节空气特别干燥，寒风对人的皮肤伤害极大，而白菜中含有丰富的维生素C、维生素E，可以起到很好的护肤和养颜作用，并能在一定程度上防止血栓形成、降低血压，所以冬季多吃时令白菜。</td><td>白菜+猪肉：白菜搭配具有滋阴润燥作用的猪肉，有通便之功效。</td></tr>
<tr><td>白菜+虾：两者同食，营养更丰富，可提高免疫力。</td></tr>
<tr><td>白菜+黄豆：能有效缓解和改善乳腺癌症状。
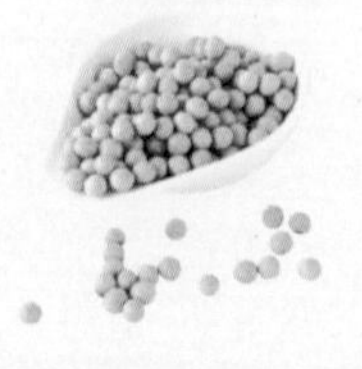</td></tr>
</table>

黑豆 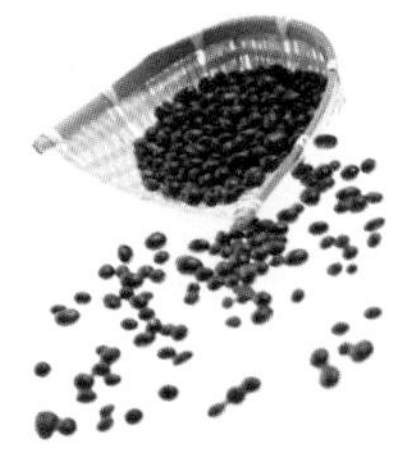 黑豆性平，具有调中下气、滋阴补肾、补血明目、利水消肿、乌须黑发等作用。另外黑豆还有长肌肤、益颜色、健体延年的功效，特别适用于冬季进补。	**黑豆+牛奶：**黑豆所含的营养成分能够促进人体对牛奶中维生素B_{12}的吸收。 **黑豆+鲤鱼：**两者同食，不仅能够益气利水，还有通乳之功效。 **黑豆+红糖：**两者同食，有活血行经、滋补肝肾、乌发美容等功效。 **黑豆+柿子：**两者同食，可以清热止血，对治疗尿血、痔疮出血有一定功效。
腰果 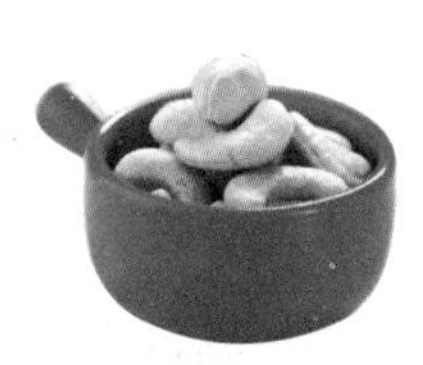 腰果有健脾益胃、润肠通便、润肺护肤的功效。	**腰果+蒜：**两者同食，可消除疲劳、护肤养颜。 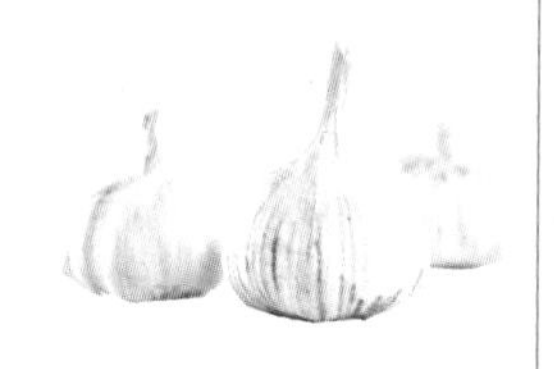

芥菜 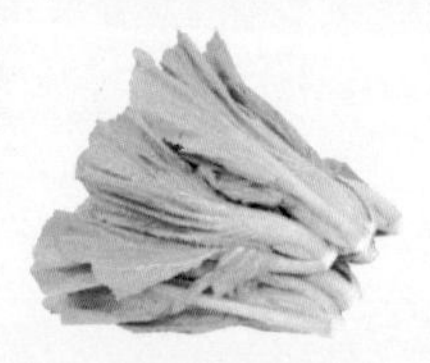 芥菜不仅能鲜用，还可以用来腌渍成咸菜食用。将芥叶连茎腌渍，便是咸菜。另外，芥菜加茴香、甘草、肉桂、姜粉腌渍后，也很美味。	**芥菜+花生**：两者同食，具有改善心脑血液循环、抵抗衰老之功效。
	芥菜+核桃：两者同食，不仅能够降压，还可以补肝、固肾。
	芥菜+红枣：两者同食，不仅能滋润皮肤、抵抗衰老，还有补血养精的作用。 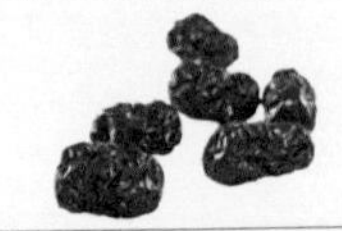
橙子 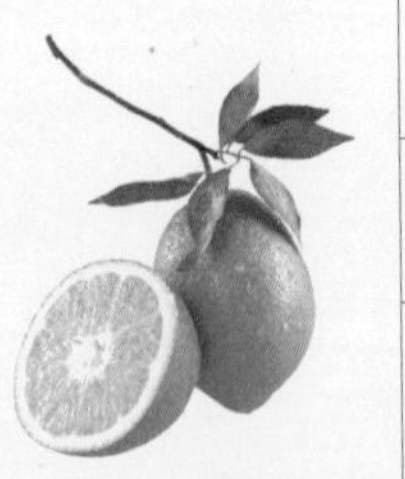 冬季是橙子上市的旺季，常吃橙子对患有心血管疾病的老年人来说有降血压、降血脂和软化血管的作用。	**橙子+奶油**：两者同食，可降低人体对胆固醇的吸收。
	橙子+黑豆：两者同食，有助于人体对矿物质的吸收。
	橙子+牛肉：两者同食，具有补虚养身、健脾开胃之功效。 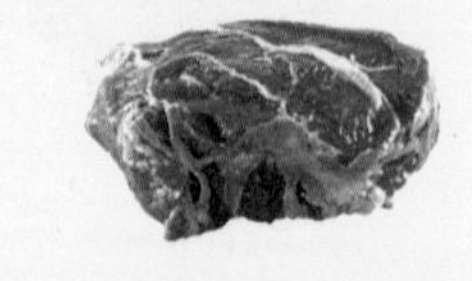

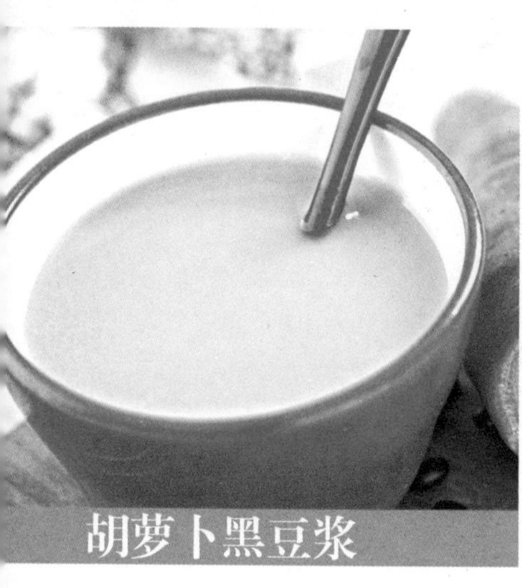

胡萝卜黑豆浆

食补妙方推荐

功效

黑豆和胡萝卜搭配具有抗氧化、清除自由基和延缓衰老的作用，非常适合老年人在冬季饮用。

材料 黑豆60克，胡萝卜30克。

调料 冰糖适量。

做法

❶ 将黑豆用清水浸泡至软，洗净；胡萝卜洗净，切碎末。

❷ 将上述材料一同倒入全自动豆浆机中，加入适量水煮成豆浆。

❸ 将豆浆过滤后加冰糖调味即可。

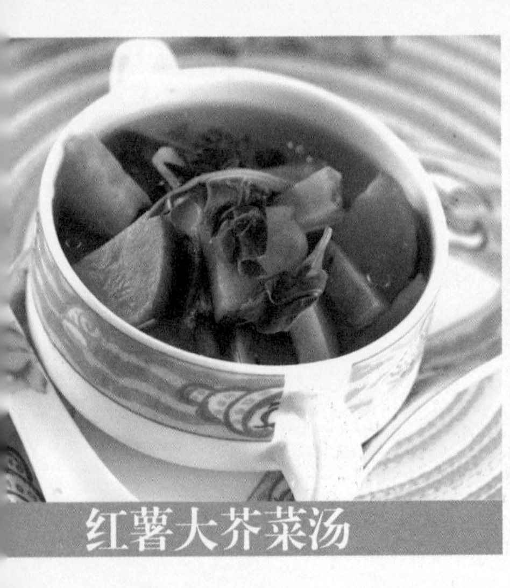

食补妙方推荐

功效

此汤有散寒解表、温中健胃、解除疲劳等作用。

红薯大芥菜汤

材料 红薯200克，大芥菜约150克。

调料 盐适量。

做法

① 红薯洗净不去皮，切块。

② 大芥菜洗净，将叶与叶柄用刀切开。

③ 把红薯块放入锅内，加清水适量，水沸后放芥菜叶柄。

④ 煮熟红薯块后放芥菜叶煮3分钟，加盐调味即可。

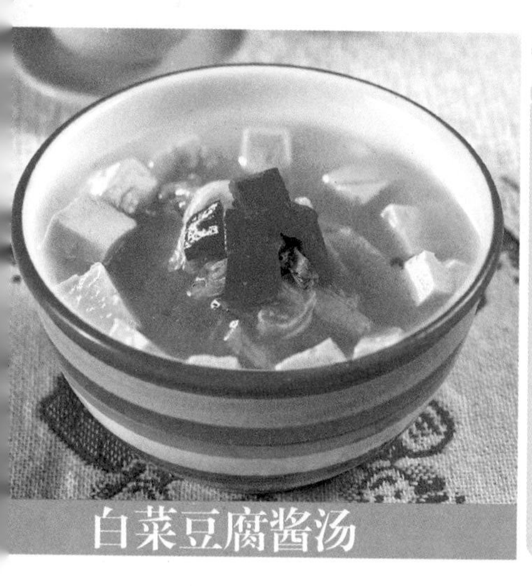

白菜豆腐酱汤

食补妙方推荐

功效

此汤有祛寒发汗的功效，非常适合寒冷的小雪时节食用。

材料 白菜200克，豆腐1块，红辣椒2个。

调料 辣酱2大匙，醋、白糖各少许，料酒1大匙，味精、高汤、油各适量。

做法

❶ 白菜洗净，氽烫，捞出挤干水分，切段。

❷ 豆腐切成小块，氽烫；红辣椒去籽切丁。

❸ 油锅烧热，放入白菜段、红辣椒丁、调料翻炒，加高汤、豆腐块及味精，煮开入味即可。

心悸方

紫石英、辰丹参、灵磁石、原麦冬各12克，珍珠母、牡蛎各50克，石菖蒲1.5克，葛根15克，五味子、炙甘草各9克，川芎、桂枝各6克。水煎服。本方对功能性室性期前收缩以及由病毒性心肌炎引起的传导阻滞有效果。

呃逆方

鲜姜汁1汤匙，蜂蜜半汤匙，兑服，每日2次，一般1次见效。

神经衰弱单方

取酸枣仁30克捣碎，用纱布包裹，加清水200毫升浓煎至30毫升，每晚睡前半小时服，10天为1个疗程。亦可取酸枣仁5克，研碎后加白糖拌和，于睡前用温开水冲服。

小雪宜打太极拳

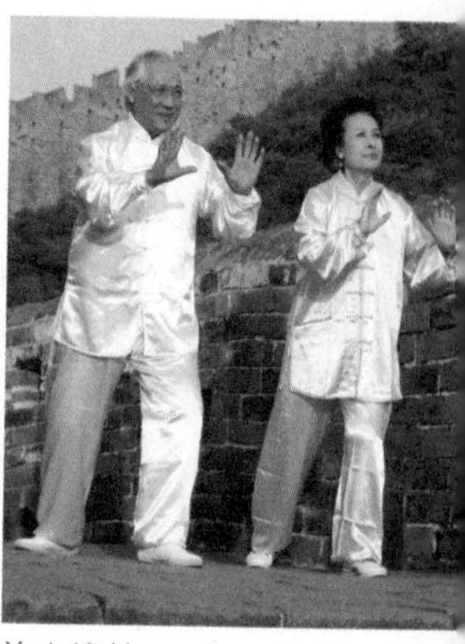

太极拳运动能舒筋活血，提高免疫力，对冬天常见的冻伤有很好的预防和改善作用。晚上临睡前站站太极桩、走走太极拳架，运动不用过量即可，使气血通畅温暖手脚，不仅有利于提高睡眠质量，而且还加大了人体下部运动量，有利于避免上盛下衰的“时代病”，所以太极拳非常适合小雪时节的养生锻炼。

小雪时节养神先行

小雪是冬天第二个节气，提示降雪气候的到来，故小雪时节前后天气多雾阴晦。中医认为天人相应，人的情绪在这种气候影响下会变得郁郁寡欢、失望、悲伤、苦闷。这些不良情志郁积在心中不能充分疏泄就会危害健康，甚至引发疾病。因此，小雪时节养生首先要调养精神。

大雪是廿四节气中的第二十一个节气，在每年公历的12月7日前后。此时人们要特别注意保暖，以防冻伤。此外，还要提前预防流感病毒。

大雪饮食既要防寒也要滋阴润燥

大雪宜吃食物速查

当归 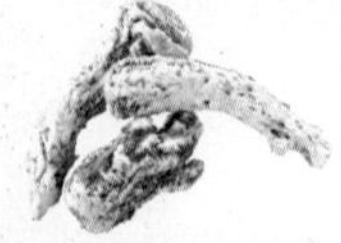 当归有温中补血、活血调经、润肠通便的功效，既能补血，又能活血、止痛，冬季腹冷痛经者可多食。	**当归+赤芍：** 两药配伍，可化瘀止痛。 **当归+红豆：** 两者同食，有清热利湿、和血排脓之功效。 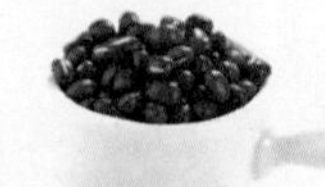
鸡腿菇 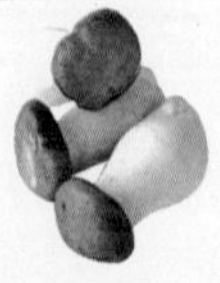 鸡腿菇能提高人体免疫力，具有很高的营养价值。	**鸡腿菇+莴苣：** 两者同食，具有健脾开胃、清热解毒的功效。 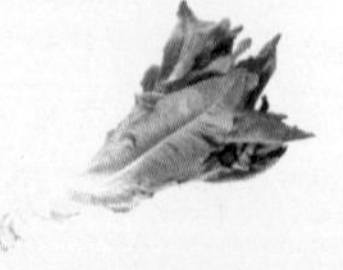

<table>
<tr>
<td>

鲢鱼

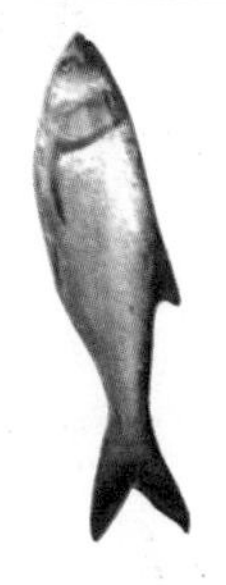

鲢鱼有健脾、利水、温中、益气、止咳、通乳、化湿的功效，能起到祛除脾胃寒气的作用。冬季做鲢鱼粥，趁热食用，可以很好地温补脾胃、通络散寒。

</td>
<td>

鲢鱼+青椒：青椒中维生素C含量丰富，与鲢鱼同食可健脑益智、养目润肠。

鲢鱼+白萝卜：两者同食，有利水、消肿、减肥、通乳等功效。

鲢鱼+丝瓜：两者同食，有健脾、补中、益气、生血、通乳等功效。

鲢鱼+豆腐：两者同食，有补脑、解毒、美容之功效。

</td>
</tr>
<tr>
<td>

猪排骨

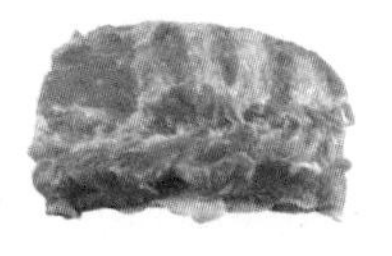

猪排骨含有丰富的蛋白质、脂肪和维生素，具有益精补血、滋阴补虚等功效。排骨汤既可祛寒又可增加营养，尤其适合体虚者。

</td>
<td>

猪排骨+海带：二者的蛋白质含量都非常丰富，同食可迅速补充体力。

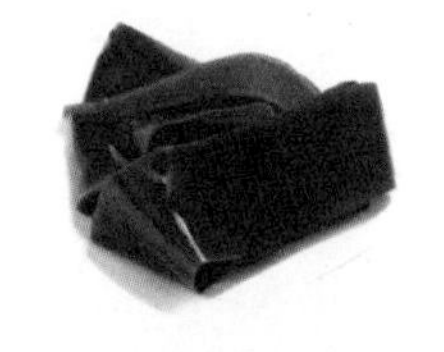

</td>
</tr>
</table>

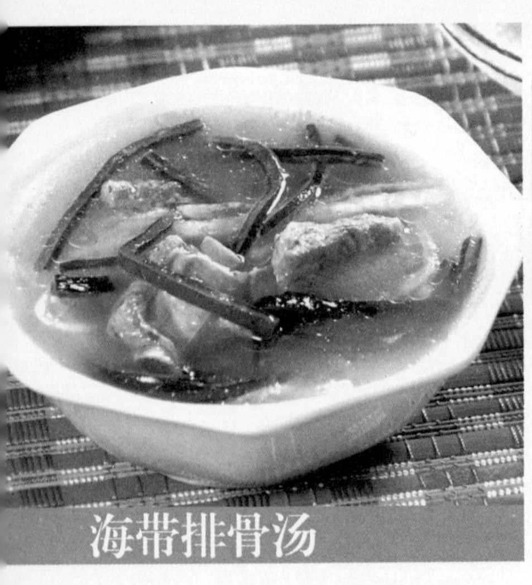

海带排骨汤

食补妙方推荐

功效

此汤有祛寒发汗的功效，非常适合寒冷的小雪时节食用。

材料 猪排骨段200克，白萝卜丝、海带丝各100克，姜片、葱白段、葱丝各少许。

调料 料酒、胡椒末、盐各1小匙，香油少许。

做法

烧油锅，加姜片、猪排骨段煸炒至白色，入料酒，加清水煮开，撇去浮沫，倒入高压锅，放葱白段、胡椒末，压6分钟。拣去调料，入白萝卜丝、海带丝用中火炖至猪排骨离骨，加盐、葱丝、滴香油。

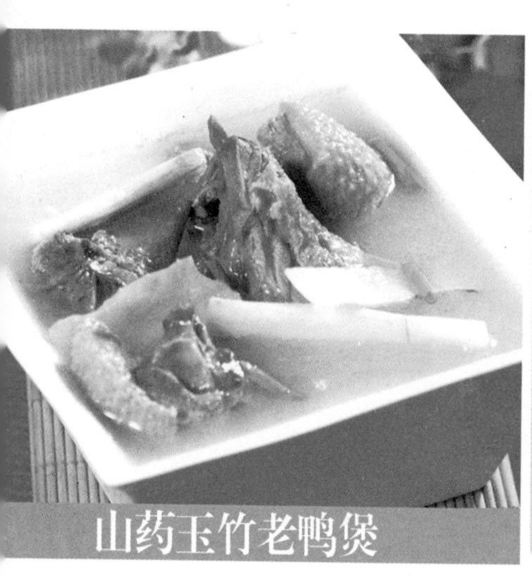

山药玉竹老鸭煲

食补妙方推荐

功效

石菖蒲具有舒心益志的功效，玉竹有润心肺的作用，山药可滋补五脏，此膳食对冠心病患者有益。

材料 山药、石菖蒲、玉竹各10克，净老鸭1只，生姜片、葱段各适量。

调料 胡椒、盐、味精各适量。

做法

❶ 老鸭放入开水中汆烫去血水，切块备用。

❷ 山药、石菖蒲、玉竹洗净后，用纱布包好，与老鸭块同入锅。将生姜片投入锅中，加入适量的清水，炖煮，直至老鸭块酥软，放盐、胡椒、味精、葱段。

鼻窦炎方

白芷、黄芪、浮萍、蝉蜕、薄荷、川芎各12克，桔梗8克，甘草4克，蒲公英30克，紫花地丁20克。将以上中药全部以水煎服，每日1剂。一般服10剂可愈。

牙痛方

巴豆、南瓜各1个，去皮，焙黄共研细末，用纸包扎塞耳内。左侧牙痛塞左耳，右侧牙痛塞右耳，两侧牙痛塞两耳。5小时后取出，可止牙痛。

萝卜缨汁

鲜萝卜缨（莱菔缨）适量。将萝卜缨洗净切碎，捣烂取汁饮服。或取萝卜缨干品90～120克，煎取浓汤饮服。用于辅助治疗急性肠胃炎。

大雪宜滑雪

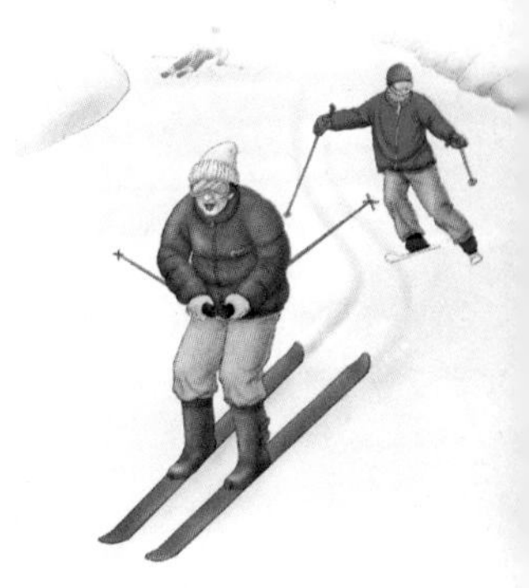

滑雪是一项全身的运动，能够对神经系统进行全方位的锻炼和提高。在带来速度享受的同时，也能够锻炼肢体的平衡能力。

滑雪对于人体的头、颈、手、腕、肘、臂、肩、腰、腿、膝、踝等部位，都能起到比较良好的锻炼作用。滑雪和跑步、游泳一样，属于有氧运动，能够增强心肺功能，减掉多余的脂肪。特别是在快速甚至是疾速的运动中，对于心肺功能的锻炼更为显著，室外滑雪的效果尤为突出。

大雪路滑防摔伤

俗话说："风后暖，雪后寒。"伴随着雪花而来的是温度下降、路滑，因此雪后外出容易出现摔伤等意外伤害。所以下雪后，老年人应减少户外活动，出行时最好由其他人搀扶上街；年轻人出行时则尽量放慢骑车或步行的速度，避免滑倒。

冬至是廿四节气中的第二十二个节气，在每年公历的12月21日或22日前后，是24节气中最为重要的节气之一。此时阴气盛极而衰，阳气则开始生发，所以冬至是非常重要的一个养生节气。

冬至阳气初生，饮食以滋补为主

<table>
<tr><th colspan="2">冬至宜吃食物速查</th></tr>
<tr><td rowspan="4">蒜
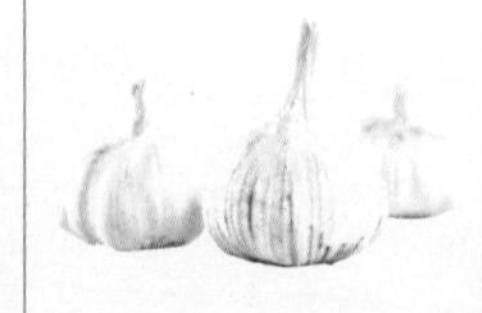
蒜具有明显的降血脂及预防冠心病和动脉粥样硬化的作用，有助于预防心血管疾病的发生，特别适合冬至时节食用。</td><td>蒜+黄瓜：两者都具有清热、解毒、杀菌之功效，经常同食可以降低胆固醇。</td></tr>
<tr><td>蒜+猪肝：两者同食，有消除疲劳、增强体质之功效。</td></tr>
<tr><td>蒜+生菜：两者同食，可清热解毒。</td></tr>
<tr><td>蒜+黑木耳：两者同食，能获得全面的营养。
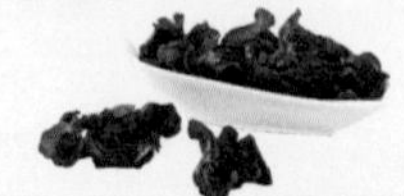</td></tr>
</table>

羊肉

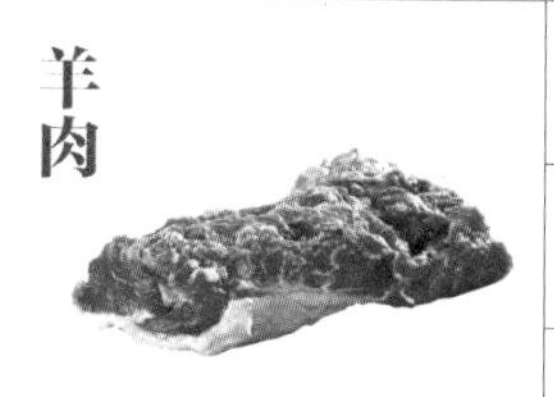

羊肉不仅营养丰富，还含有微量性激素，具有强大的壮阳作用，还能很好地温补脾胃，对于冬季体寒和肾虚者尤为适宜。但是不适合发热及腹泻患者。

羊肉+杏仁：两者同食，有温补肺气、止咳之功效。

羊肉+山药：两者一起炖食，双方的功效都会增强。

羊肉+香菜：羊肉配香菜，不仅使羊肉汤变得美味，而且能促进营养的吸收。

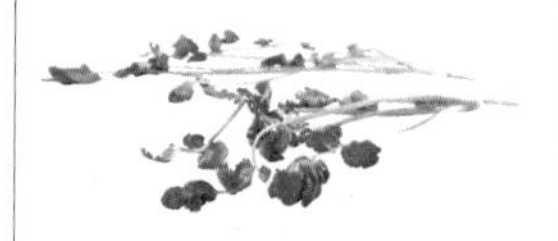

松子

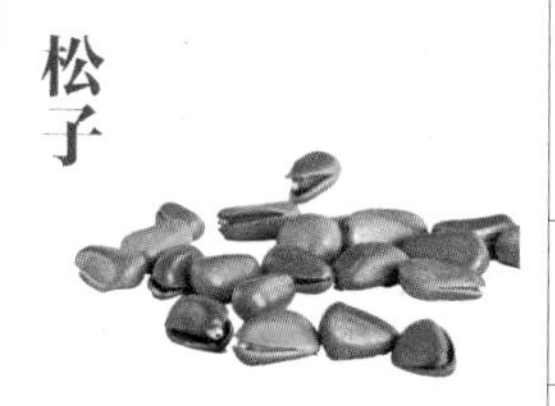

中老年人在冬季常食松子可起到防止胆固醇增高而引起心血管疾病的作用。另外，常吃松子，还可滋补强身、延年益寿。

松子+兔肉：两者同食，具有美容养颜、益智醒脑之功效。

松子+鸡肉：两者同食，可预防心脑血管疾病。

松子+红枣：两者同食，具有养颜益寿之功效。

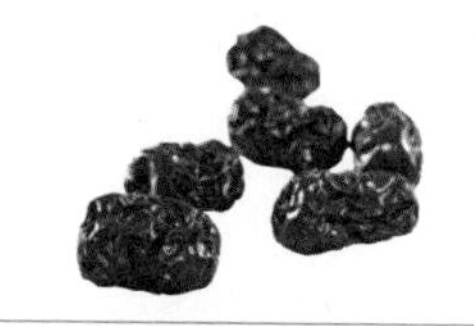

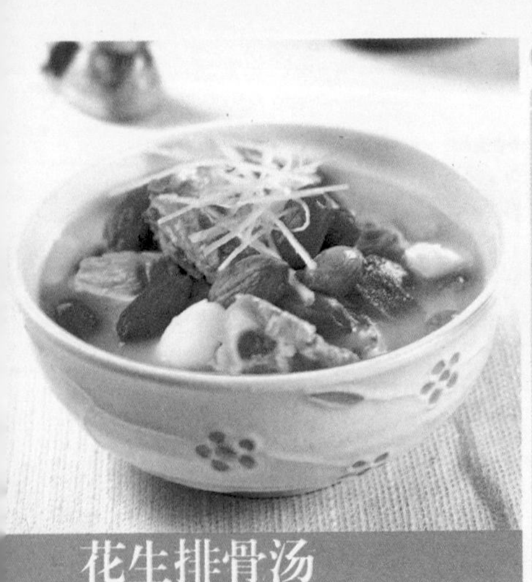

花生排骨汤

食补妙方推荐

功效

此汤具有健脾胃、益气血、祛湿利水的功效，对伤寒、感冒等疾病有一定的预防作用。

材料 排骨200克，花生仁100克，蒜50克，姜丝适量。

调料 盐适量。

做法

❶ 排骨洗净，切开，放入沸水中汆烫，捞出沥干；花生仁、蒜均去皮，洗净。

❷ 全部材料放入锅中，加适量水，大火煮开后，改用小火炖2小时，加盐调味即可。

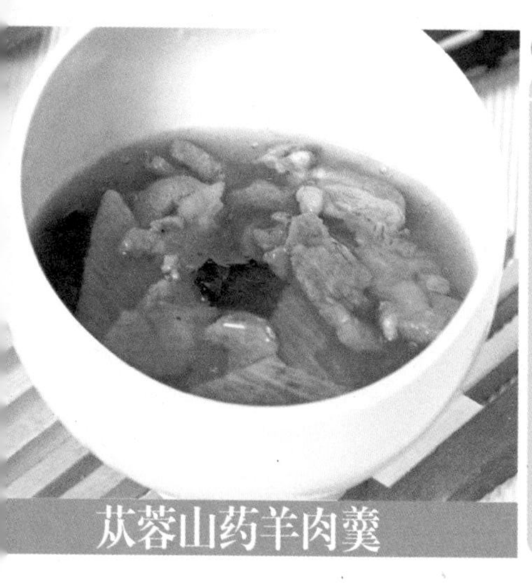

苁蓉山药羊肉羹

食补妙方推荐

功效

此羹具有补肾养肝的功效，适用于肾阳虚及精血少引起的腰痛、肢冷、阳痿等症。

材料 肉苁蓉150克，山药50克，羊肉100克。

调料 盐、鸡精、酒各适量。

做法

① 将肉苁蓉去鳞，用酒洗净；羊肉洗净，切片；山药去皮，洗净，切片。

② 将肉苁蓉与山药片、羊肉片加水适量一起煮成羹，再加盐、鸡精调味即可。

冬至常见病老偏方速查

心绞痛方一

槐花、山楂各10克，水煎代茶饮。

心绞痛方二

延胡索、广郁金、檀香各等量，研为细末、混匀。每次2~3克，温开水送服，每日1~2次。

心绞痛方三

三七粉、沉香粉、血竭粉（按2∶1∶1比例调匀）温开水送服，每次2克，每日1~2次。

心绞痛方四

生栀子、桃仁各10克，研末后以炼蜜调成糊状，敷于心前区，无菌纱布覆盖，胶布固定。用药第1周，每2日换药1次，以后每周换1次。

冬至宜跳绳

冬至后天气寒冷，不适宜做户外运动，这时可在家里或健身房里跳绳。跳绳能够综合锻炼人的协调性、耐力、爆发力和跳跃能力，对多种脏器具有保健功能。

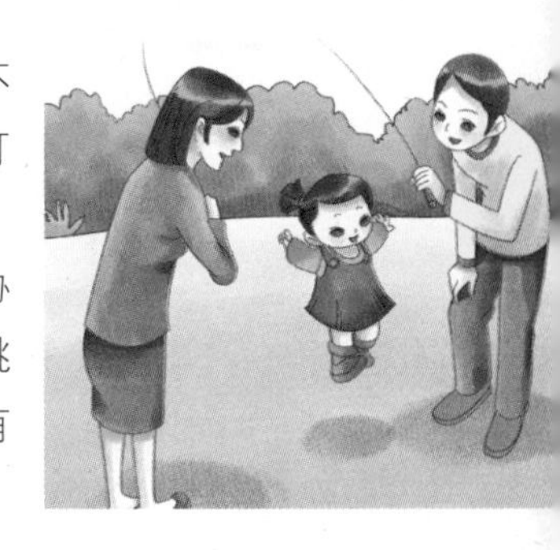

每天连续跳绳5分钟，每分钟跳120次，长期坚持，有助于增强血液循环和心肺功能，防止冠状动脉硬化和心肌梗死，防止腰部及腿部疼痛，有利于强身、祛痛。

冬季抗病防病四法

◎**多喝白开水：**常喝开水可起到利尿排毒、消除废物之功效。

◎**常喝红枣姜汤：**能增强人体抗寒能力。

◎**床头常放柑橘或薄荷油：**柑橘可祛除病毒，预防上呼吸道疾病；薄荷气体有缓解头痛、鼻塞之功效。

◎**夜卧桑菊枕：**可清目醒脑治感冒。

小寒是廿四节气中的第二十三个节气，在每年公历的1月5日或6日。此时天气寒冷，人体需要更多的热量来维持生理活动，所以此时应增加热量及各种营养物质的摄取，以维持人体所需。

小寒饮食以养阳益肾为主

小寒宜吃食物速查

<table>
<tr><td rowspan="3">辣椒
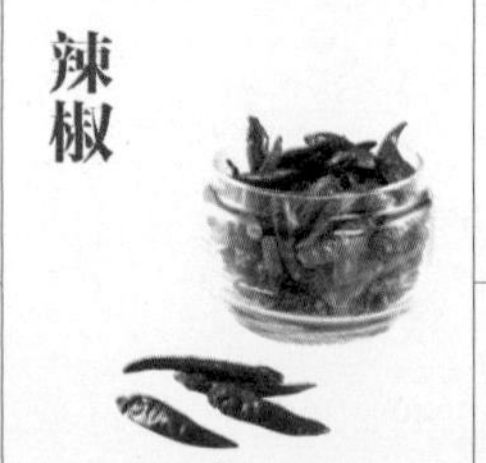
辣椒能刺激体内热调节系统，加快新陈代谢，从而起到御寒防冻的作用。如果遇寒出现呕吐、腹泻、肚子疼等症状，也可以适当吃些辣椒，温暖脾胃，减轻患者痛苦。</td><td>辣椒+醋：两者同食，可去除部分辣味，还能减少辣椒中维生素C的损失。</td></tr>
<tr><td>辣椒+虾：两者同食，有助于增强人体免疫力，且有开胃消食、壮阳之功效。</td></tr>
<tr><td>辣椒+苦瓜：两者同食，能健美、抗衰。
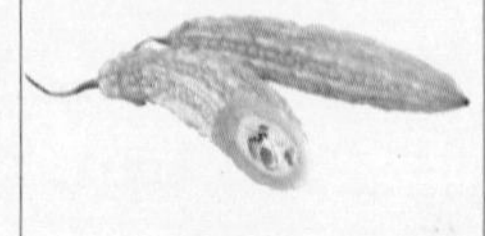</td></tr>
</table>

姜 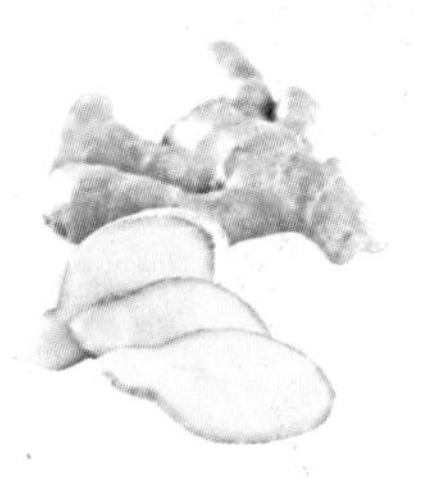 姜具有活血、祛寒、祛湿、发汗、杀菌、解毒等功能，伤风感冒时，吃几片姜能促进血液循环，使全身发热出汗，从而减轻感冒症状。夜间要注意尽量少吃姜。	**姜+猪肝：**姜有助于人体摄取猪肝中的维生素A，有清肝明目之功效，促进健康。 **姜+醋：**两者同食，能够缓解恶心、呕吐等症状。 **姜+猪肉：**两者同食，有强身健体之功效。 **姜+红糖：**两者同食，有预防感冒之功效。 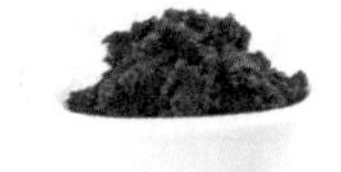
花椒 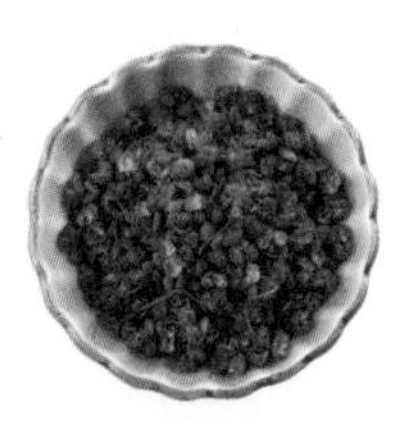 花椒味辛性温，归脾、胃、肾经，能温阳祛寒、杀菌防病、增强人体免疫力。	**花椒+猪肉：**两者同食，能促进营养的吸收，提高营养价值。 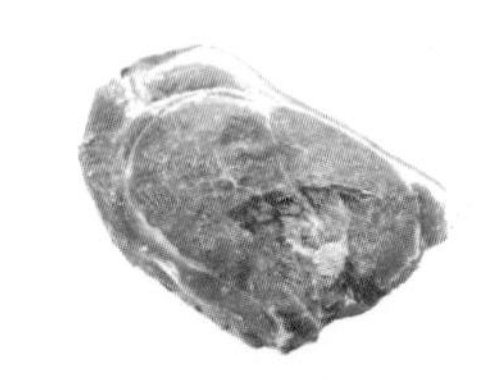

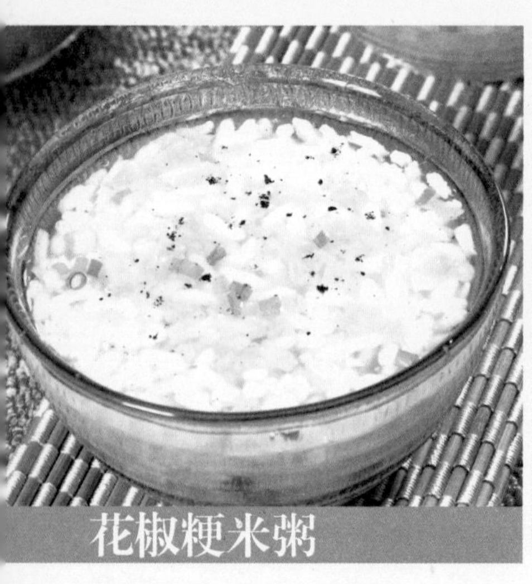

花椒粳米粥

食补妙方推荐

功效

这道花椒粳米粥具有温中散寒、祛湿止痛及杀虫等功效，也可用于脘腹冷痛、呕吐、稀泻或蛔虫引起的腹痛、呕吐等症的辅助食疗。

材料 粳米半杯，葱末、姜末各适量。

调料 花椒粉1小匙，盐、鸡精各少许。

做法

❶ 将粳米淘洗干净，与适量清水一同放入锅中熬煮成粥。

❷ 将葱末、姜末、盐和鸡精一起加入粥中，调匀后稍煮片刻。

❸ 趁热撒入花椒粉即可食用。

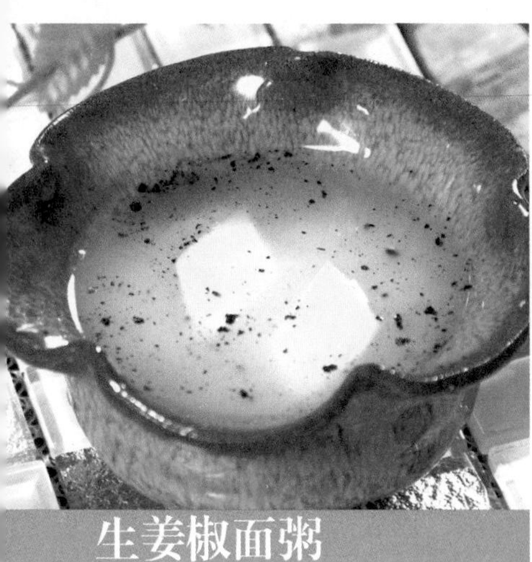

生姜椒面粥

食补妙方推荐

功效

花椒、姜都属于温热性食物，二者加入粥中无疑是寒性体质者健脾胃、助消化的养生良品，可暖胃散寒、温中止痛。

材料 面粉半碗，姜3片。

调料 花椒1小匙。

做法

❶ 将花椒研为极细粉末，备用。

❷ 将研碎的花椒粉加入面粉中和匀。

❸ 锅中加水，慢慢将花椒面粉倒入水中，一边倒，一边搅拌，直到融合，然后开火煮粥。

❹ 粥将熟时，加入姜片稍煮即可。

小寒常见病老偏方速查

痛经方

生姜15克，红糖30克。水煎服，每日1剂。

胃痛方一

鸡蛋壳10个炒黄，砂仁10克，神曲15克。三者共碾粉后，用生蜜糖75克拌匀，分3次服完。

胃痛方二

艾叶、陈皮各10克，小茴香、甘松各3克，银不换6克。将以上药材用40°白酒200毫升浸泡7日后饮服，每次1～5毫升，儿童酌减。

痛经单方

食盐1000克，米醋100毫升，同放锅内炒热，分装2包，轮流热敷小腹部。

小寒宜冬泳

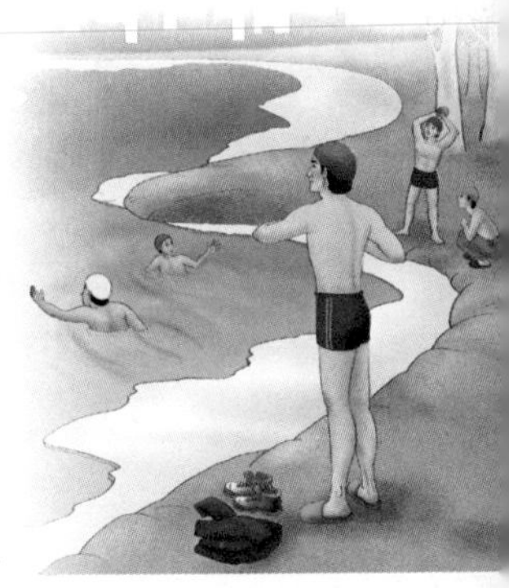

小寒时节虽然天气寒冷，但如果坚持科学冬泳，不但能增强人体的抗寒能力，而且有利于人体的微循环，提高人体对疾病的抵抗力。

冬泳能增强心血管的功能，预防和改善心血管疾病。冷水的刺激使人体外周血管关闭，保证了重要脏器的供血增加，使更多的氧气被及时地输送到大脑细胞中，有利于消除神经系统的疲劳。另外，冬泳有助于改善人体消化系统的功能，加强胃肠蠕动，并对邻近器官起到按摩作用。

小寒时节如何防冷辐射

小寒时节要防止冷辐射对身体的伤害。具体措施是远离过冷的墙壁和物体，睡觉时至少要离开墙50厘米。如果墙壁与室内温差超过5℃，墙壁常出现潮湿甚至小水珠，此时可在墙壁前置放木板或塑料泡沫，以阻断或减轻冷辐射。

大寒是廿四节气中的最后一个节气，在每年公历的1月20日或21日前后。大寒时节天气寒冷，空气干燥，雨雪较少，养生要点依然是“防寒保暖”，还要注意“防燥”。

大寒寒冷干燥，饮食宜防寒防燥邪

大雪宜吃食物速查

葱 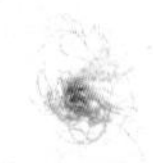 葱白有发汗解热、散寒通阳的功效。	**葱+香菇**：两者同食，有消热杀毒、降血脂之功效。 **葱+海参**：两者同食，营养丰富，有补肾滋肺、益精壮阳之功效。
红糖 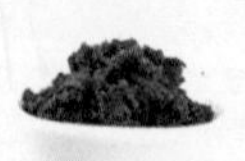 红糖具有润肺生津、补血益气、御寒暖中的功效。	**红糖+山楂**：两者一起用水煎服，可用于缓解数月不通的闭经症状。 **红糖+大麦**：将大麦粉与红糖调制成糊食用，对腹泻、腹胀等症状均有缓解作用。

土豆

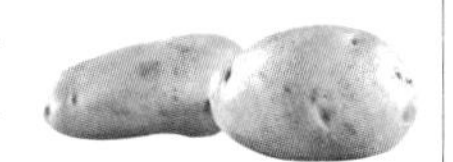

土豆含有丰富的B族维生素、微量元素、蛋白质等营养成分，其中富含的膳食纤维和钾，心脑血管病患者常吃，可以补钾利尿，促进胆固醇的排出，从而改善心肌功能、防止动脉粥样硬化。

土豆+蜂蜜：土豆捣成泥，与蜂蜜、水调匀，清晨空腹食用，可缓解胃疼痛。

土豆+芹菜：两者同食，有健脾、降压之功效。

土豆+牛肉：牛肉能弥补土豆中营养素的不足，两者同食可提高营养价值。

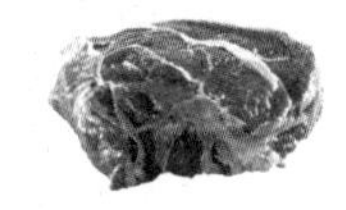

黑木耳

黑木耳含有大量的碳水化合物、蛋白质、铁、钙、磷、钾、维生素、膳食纤维等营养物质，可促进胃肠蠕动、清肠降脂。

黑木耳+豆腐：两者同食，养胃润肺、生津润燥之功效会更加显著。

黑木耳+红糖：两者同食，有一定的祛寒暖身之功效。

黑木耳+菊花：两者同食，可增强人体免疫力，提高抗病毒能力。

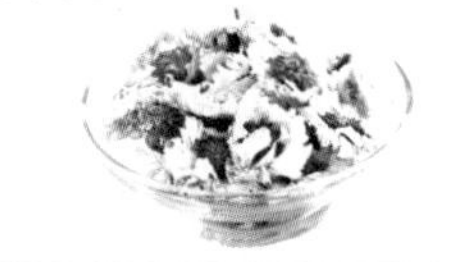

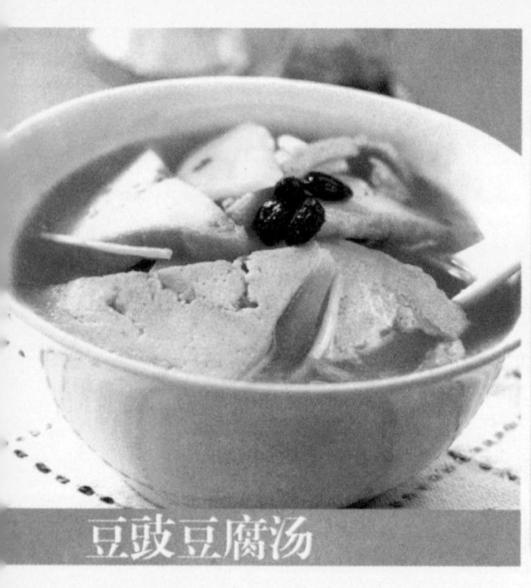

豆豉豆腐汤

食补妙方推荐

功效

本汤有助于祛散体内寒气，具有较强的保暖、强身作用。

材料 豆腐1块，葱白5根，姜数片。

调料 盐、油各适量，辣味豆豉酱半大匙。

做法

❶ 姜、葱白分别用清水洗净，再将葱白切段，姜切片。

❷ 起锅热油，放豆腐块煎至表面微黄，移入汤锅，加入辣味豆豉酱、姜片和适量清水，用中火煲30分钟，再加入葱白段，待汤煮沸，加盐调味，趁热饮用。

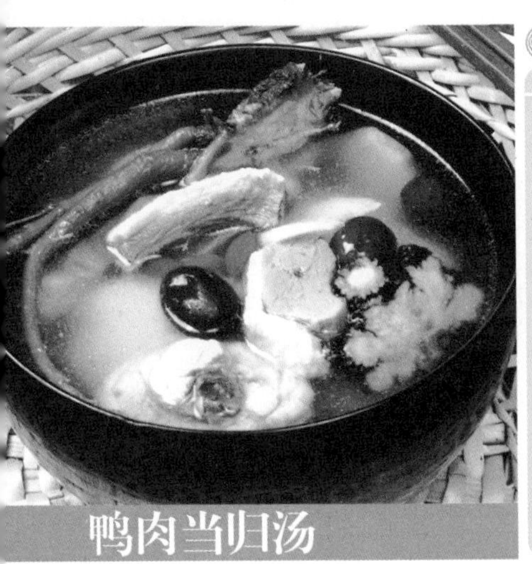

鸭肉当归汤

食补妙方推荐

功效

川芎有活血行气、祛风止痛的功效，当归能温润补血，此汤对养护心脏很有益处。

材料 鸭腿肉300克，当归1根，川芎3片，枸杞子2小匙，红枣5颗，去皮山药5片。

调料 料酒1大匙，鸡精、盐、白胡椒粉、油各少许。

做法

❶ 鸭腿肉剁块并用油炒香，加入料酒与水，煮5分钟后撇去油沫。

❷ 加剩余材料，大火煮沸，改小火煮20分钟，放入其他调料煮熟即可。

低血压方一

制黄精、党参各30克，炙甘草10克。水煎服。

低血压方二

核桃仁20克，陈皮15克，炙甘草10克。水煎后服用，每日2次，连服3日。

低血压方三

当归30克，川芎15克，鸡肉250克。一起放入蒸锅中蒸煮，熟后趁热吃，每日1次，连吃3日。

冻伤破溃方

取鹿茸适量研为极细末，干擦或用香油调敷患处。每日2～3次，一般用药2～5日可痊愈。

大寒宜滑冰

滑冰不仅能达到增强体质的目的，而且能通过优美的造型和技巧给人以美的享受。滑冰可以改善呼吸系统和心血管系统的功能。经常锻炼者安静时心率为40～60次，运动时可达180～200次，而一般人的心率仅为80～100次。

此项运动还有助于增强各个关节的灵活性，增强腰、臂、腿、腹等部位肌肉的力量，尤其滑行中的蹬冰、燕式平衡对经常开车的人来说，是锻炼下肢力量的极好方式。

大寒时节一定要防燥

大寒时节，除了天气寒冷外，空气也很干燥，再加上室内开暖气，空气相对湿度会更低。这种干燥的天气无疑会加重呼吸系统疾病的症状。因为空气干燥，易使痰液黏稠甚至结成干痂而不易排出。不仅如此，宿留的痰液还会成为病菌的滋生地，从而进一步加重感染。结成干痂的痰液还会影响气管黏膜上纤毛的正常运动，不利于排痰。因此，要采取一些加湿措施，如在地上洒水、放置加湿器等。

附录A 廿四节气饮食宜与忌

节气	宜	忌
立春 2月3~5日	芹菜、香菜、韭菜、黄豆芽、葱、蒜、白萝卜、姜、梨、红枣、猪肝、茼蒿、荸荠	酸味、热性、烧烤、油炸、辛辣的食物，麻辣火锅
雨水 2月18~20日	小米、豌豆苗、荠菜、菠菜、莴苣、山药、鲫鱼、甘蔗、莲藕	辛辣食物、动物肝脏、温热肉类
惊蛰 3月5~7日	黑芝麻、油菜、荠菜、紫菜、银耳、梨	燥烈、辛辣、刺激性食物
春分 3月20~22日	莴苣、菠菜、香椿、鸡肉、鸡肝、青椒、香菇	过冷、过热食物
清明 4月4~6日	黑芝麻、黑米、紫菜、菠菜、蒲公英、猪肉、草鱼	辛辣食物
谷雨 4月19~21日	香椿、马齿苋、红豆、冬瓜、蕨菜	燥热之物
立夏 5月5~7日	黄瓜、丝瓜、草莓、蚕豆、绿豆芽、豆腐	油腻、辛辣、温燥食物
小满 5月20~22日	苦瓜、圆白菜、毛豆、扁豆、红豆、薏米、西瓜、杏、鸭肉	生痰助湿之物、温热助火之物

（续表）

节气	宜	忌
芒种 6月5～7日	荞麦、苦瓜、番茄、桑葚、香蕉、菠萝	油腻食物
夏至 6月21～22日	绿豆、豌豆、莴苣、莲藕、莲子、丝瓜、茭白、西瓜、海带	甘厚、生冷食物
小暑 7月6～8日	茄子、番茄、空心菜、桃、苦瓜、黄鱼、墨鱼、鳝鱼、泥鳅	生冷、燥热食物
大暑 7月22～24日	绿豆、荔枝、西瓜、鸭肉、薄荷、藿香	油腻、生冷食物
立秋 8月7～9日	豆腐、茭白、玉米、荸荠、百合、白芝麻、莲子	辛辣燥热之物、油腻的食物、酒类
处暑 8月22～24日	梨、葡萄、牛奶、花生、银耳、海带、蛤蜊	辛辣煎炸类食物
白露 9月7～9日	小米、红薯、泥鳅、冬瓜、猕猴桃、橘子、柚子、枇杷、百合	油腻厚味之物、辛味之物及烧烤食物
秋分 9月22～24日	梨、甘蔗、荸荠、苹果、竹笋、白萝卜	热补之物
寒露 10月8～9日	葡萄、麦冬、黑芝麻、粳米、牛奶、牛肉	辛辣食物

（续表）

节气	宜	忌
霜降 10月23～24日	苹果、红枣、山楂、柿子、银杏、花生、兔肉、鸡肉、枸杞子	大温、大补之物，过凉、过寒之物
立冬 11月7～8日	冬枣、牛肉、海参、油菜、香菜、莴苣、葵花子、黄豆	咸味食物
小雪 11月22～23日	黑芝麻、腰果、芥菜、橙子、糯米、黑豆、黑木耳、白菜	黏硬、生冷、燥热食物
大雪 12月6～8日	海带、猪排骨、桂圆、柚子、猕猴桃、梨、山楂、鲢鱼、牛肉、洋葱、枸杞子	燥热食物、酒类
冬至 12月21～23日	苹果、核桃、花生、松子、牛奶、蜂蜜、冬笋、蒜、香菇、羊肉、熟地黄	寒性、生冷、黏腻之物
小寒 1月5～7日	狗肉、虾、韭菜、辣椒、胡椒、肉桂、姜、人参、鳝鱼、当归	酸辣食物、肥甘厚味之物
大寒 1月20～21日	葱、小茴香、花椒、桂皮、猪肝、猪腰、猪蹄、羊肉、红糖	油腻之物、生冷之物、咸味食物

附录B 九型体质相宜食材速查

体质	相宜食材	食材功效
特禀体质	红枣	含有大量抗过敏物质——环磷酸腺苷，可阻止过敏反应的发生
	蜂蜜	含有一定量的花粉粒，经常喝会使花粉过敏者产生一定的抵抗能力
	金针菇	食用金针菇有利于排出毒素和废物，从而有效地增强人体活力
	胡萝卜	胡萝卜中的β－胡萝卜素能有效预防花粉过敏、过敏性皮炎等症
阳虚体质	羊肉	有暖中补虚、补肺助气等功效，常食可以祛湿气、避寒冷
	虾	营养价值极高，有补肾壮阳、抗早衰之功效，能增强人体的免疫力
	核桃	有补肾固精、温肺定喘之功效，多吃则有助于改善阳虚体质
	黑米	有滋阴补肾、健脾暖肝、止渴除烦之功效，适合阳虚体质者食用

（续表）

体质	相宜食材	食材功效
阴虚体质	苹果	有生津止渴、清热除烦、润肺开胃之功效，适宜多食
	苦瓜	有清热消暑、养血益气、补肾健脾之功效，可多食
	银耳	可滋阴润燥，适合阴虚火旺、大便干结者及月经不调的女性等食用
	黑芝麻	有补肺益气、助脾长肌、润肌肤等功效，适用于阴虚体质者
平和体质	土豆	有和胃调中、益气强身、抗衰老之功效，是日常餐桌上最常见的一种蔬菜
	白菜	可以通利肠胃、养胃生津，与多种蔬菜及肉类同食，美味的同时养生效果也比较明显
	黄豆	有“豆中之王”的美称，被人们叫作“植物肉”，营养价值非常丰富
	西葫芦	能清热润肺，是日常生活中人们的食用佳品，尤其适用于平和体质者
	苹果	营养丰富，适合多食，补益功效显著

（续表）

体质	相宜食材	食材功效
湿热体质	红豆	有解热毒、消胀满、利小便、消肿、除热等功效，是湿热体质者的首选食材
	冬瓜	有利尿消肿、解毒排脓之功效，有助于排出人体内的湿热
	梨	可以养阴生津、滋润肺胃、清热化痰，适合湿热体质者食用
	香蕉	有纤体美肤、滋阴润肠、润肺止咳之功效，适合胃溃疡、火气旺盛者食用
气郁体质	黄豆	气郁体质者应该多吃些黄豆，达到健脾、养心安神的功效
	柑橘	有明显的顺气解郁之功效，非常适合气郁体质者食用
	燕麦	含有可提高血清素的成分，若人体内含此物质不足就可能引发抑郁症
气虚体质	鲢鱼	有健脾补气、温中暖胃、散热之功效，气虚体质者宜食
	牛肉	牛肉补气，气虚体质者宜食

（续表）

体质	相宜食材	食材功效
气虚体质	红枣	有益气补血、养血安神之功效，气虚体质者宜食
	山药	富含多种氨基酸和蛋白质，能补脾气、益胃阴
痰湿体质	羊肉	羊肉补虚劳、益肾气、助元阳、益精血，对痰湿体质者有益
	红豆	有消除肿胀等功效，对消除痰湿体质者体内的湿邪水肿很有帮助
	小米	有健胃祛湿、和胃安眠、滋养肾气等功效，适用于生育女性、老年人及痰湿体质者
	南瓜	能补益肝肾、解毒杀虫、防癌抗癌，适合痰湿体质者食用
血瘀体质	山楂	为活血化瘀的良药，还能入血而散除郁结，多用于治疗血瘀疼痛
	鸡肉	有滋阴清热、补肝益肾、健脾止泻等功效，适合女性血瘀体质者食用
	胡萝卜	有行气活血的强大功效，气滞血瘀者适宜多食